Aviso sobre género lingüístico

Antes de comenzar con el libro, a Amy L. Gilliland, PhD y *Doulaing The Doula* les gustaría aclarar que reconocen la diversidad de género y orientación sexual, así como las diferencias entre el sexo asignado al nacer (también llamado "sexo biológico") y la identidad de género de las personas.

A lo largo de este libro, se utiliza mayormente el género femenino para describir a las personas con útero y capacidad para dar a luz. También se puede encontrar que se prefirió el femenino para hablar de las personas capacitadas para trabajar como doulas. Asimismo, hay instancias donde se refiere a las parejas como "padre" y "madre". Si bien esto podría entenderse como un refuerzo del binario de género y de las relaciones heterosexuales, no se hace en detrimento de la comunidad sexodiversa.

Se tomó la decisión editorial de traducir el libro del inglés al español utilizando el género femenino en cumplimiento con las normas establecidas por la Real Academia Española y la Asociación de Academias de la Lengua Española. Adicionalmente, se consultó con otras doulas de la comunidad latina e inmigrante en los Estados Unidos antes de realizar la traducción para confirmar esta decisión.

La aplicación del género lingüístico femenino para referirse a las personas con útero, personas que dan a luz, personas con capacitación para trabajar como doulas, entre otros casos, no fue una decisión que se tomó con fines discriminatorios ni para negar la identidad de género, orientación sexual o género de preferencia de las personas que puedan leer este libro. Solo se utiliza para facilitar la traducción del material y evitar discrepancias o extensión excesiva del mismo.

El Corazón

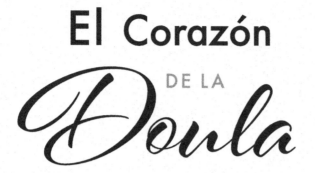

DE LA
Doula

El Elementos Esenciales Para La Práctica y La Vida

AMY L. GILLILAND

Ph.D., BDT(DTD), AdvCD(DONA), CSES (AASECT)

ISBN: 979-8-35093-820-3

eBook ISBN: 979-8-35093-821-0

ÍNDICE

Introducción

Ser una doula de parto es una de las tareas más complejas del mundo. Para tener éxito, necesitas un alto grado de inteligencia emocional, así como autoconciencia, autocontrol, capacidad física, limites psicológicos claros y ética profesional. También se necesita tener la capacidad de comunicarse eficazmente y negociar conflictos con clientas y proveedores de atención de todo tipo. No se pueden tratar todas estas habilidades a fondo en un taller de capacitación para doulas de parto. Las doulas necesitan una guía que las ayude a entender cómo navegar el sistema de salud y a tomar decisiones éticas cuando estén en medio de un problema complejo.

En los talleres, las capacitadoras se enfocan en transmitir conocimientos sobre el parto, habilidades de apoyo físico y su propia sabiduría adquirida con los años. Quieren que la orientación emocional dada a las estudiantes permanezca con ellas a lo largo de su trayectoria como doula. Este libro refuerza los principios importantes que las capacitadoras intentan impartir en el poco tiempo que tienen con las participantes. Aun así, también va más allá, mostrándote como tú, en tu papel de doula, puedes verdaderamente transformar la vida de otra persona, cambiándola para mejor.

Las doulas son poderosas. Con nuestra orientación, nuestras clientas se convierten en versiones más empoderadas de sí mismas. Son capaces de crecer y ser la persona que quieren ser. Eso forma parte de estar al servicio de otro ser humano: estamos allí para ayudarle y guiarle luego de que *ella* elije el destino. De la misma manera, espero que este libro también te ayude a convertirte en la doula comprensiva que quieres ser. Si bien la voz escrita es mía, se ha obtenido sabiduría de más de sesenta doulas a quienes entrevisté formalmente y de las miles con las que he conversado durante mis tres décadas como doula. Esta investigación se explica con más detalle en *Sobre el estudio*.

Creo sinceramente que damos un mejor servicio cuando observamos y no obstaculizamos a las clientas. Damos el ejemplo al seguir. Estamos presentes para ellas como nadie más puede hacerlo. No las dejamos. No tenemos una agenda o preferencia. Nuestros lemas son: «No es mi parto» y «No es mi bebé». Mantenemos un aura de distanciamiento de sus decisiones, pero esto también tiene un coste personal.

La vida de una doula no tiene símil. ¡Nuestro mayor objetivo es no tener el control! Existimos en el momento, atentas, en un respiro. Es un trabajo duro. Tener el control, hacer varias cosas a la vez, estar a cargo… todos estos son comportamientos que suelen ser recompensados una y otra vez por la sociedad moderna. El trabajo de una doula es la antítesis de las prisas constantes y la búsqueda del control, por lo que no recibimos reconocimiento por las habilidades de apoyo y cuidado que tanto nos ha costado desarrollar.

Se suelen desestimar las habilidades de cuidado como algo que cualquiera puede hacer porque la mayoría de los seres humanos tienen la capacidad de cuidar, pero eso no significa que desarrollan sus cerebros lo suficiente para realmente poner en práctica el arte de cuidar bien a otros. Sabemos que la práctica repetida de una habilidad provoca el crecimiento de partes del cerebro relacionadas con dicha habilidad. Con base en ello, tengo la hipótesis de que los cerebros de las doulas de parto experimentadas son diferentes a los de las personas que no ponen en práctica las mismas habilidades. Al dar apoyo a las personas durante sus partos, nuestras amígdalas están en gran sincronía con sus señales bioconductuales y se sumergen constantemente en entornos estimulantes de oxitocina por horas y días. Estoy dispuesta a apostar grandes sumas de dinero de que un estudio de imágenes por resonancia magnética (RMN) a doulas que hayan atendido más de cien partos mostraría estructuras cerebrales más desarrolladas, utilizadas para reconocer señales interpersonales, interpretar el contenido emocional del comportamiento de otra persona e influenciar positivamente la armonía social. (Para leer más sobre esto, consulta Carter, 2017).

Este libro aborda un amplio rango de temas en los que las doulas pueden tener que tomar decisiones. Puede ser muy difícil tomar algunas de esas decisiones. Nos preguntamos: «¿Qué es lo correcto? ¿Qué factores tengo que considerar? ¿Qué perspectivas puedo estar omitiendo? Si existe un conflicto, ¿qué valores debo respetar?». A veces no hay respuestas correctas; solo hay que tomar una decisión y considerar múltiples puntos de vista. Este libro te ofrece esas perspectivas, ampliándose alrededor de tu propio dilema individual para que puedas ver qué otras consideraciones tienes que tomar en cuenta.

A menudo, las doulas deben tomar decisiones cargadas de matices. «¿Debemos poner *siempre* las necesidades de la clienta primero o tenemos que considerar cómo nuestras acciones se verán reflejadas en otras doulas? ¿Debes honrar las intenciones establecidas en el plan de parto o respetar las decisiones que se toman en el momento del nacimiento? Cuando una clienta te pregunta sobre tus partos, ¿es eso lo que realmente quiere saber? ¿Cómo negocias el trabajo con los distintos tipos de enfermeras, parteras y médicos con los que te vas a encontrar? ¿Cómo te vuelves parte de un equipo de apoyo cuando ni siquiera conoces a tus compañeros de trabajo?».

Si desaparecieran las doulas... describe las acciones invisibles que hacen las doulas de parto. Marcamos una gran diferencia en las experiencias de parto de nuestras clientas, pero rara vez se nos da crédito por ello. *¿Hay suficientes clientas para todas?, Por qué es una vocación y Otro motivo por el que el parto es sagrado* expresan las creencias fundamentales de muchas doulas del estudio. Descubrí que tener estas creencias les permitía atravesar con éxito el territorio interno de la labor de doula, así como llevarse bien con sus compañeras.

En el Ámbito de la práctica, los ensayos sobre *El dilema esencial (sobre los aceites)* y *Qué significa ser una doula de parto profesional* cuestionan algunas de las formas en que las personas interpretan la labor de las doulas y nuestro propósito. ¿Somos una "intervención" o una pieza central del diseño del proceso de parto que finalmente está recibiendo reconocimiento? La voz en estos dos ensayos es principalmente la mía; sin embargo, queda de tu parte contestar las preguntas que cada ensayo plantea.

Las voces de las participantes en mi estudio fueron fuertes y claras con respecto a las necesidades de quién debe tener prioridad en la relación doula-clienta y cómo integrar esa prioridad en la práctica. *Entender por qué las madres eligen a una doula en particular* explica que estas decisiones no tienen mucho que ver con algo que la doula pueda controlar. Esto puede ser tanto frustrante como liberador a la vez.

Las cuatro selecciones siguientes: *Por qué no compartir tu historia de parto, Estar presente, El arte de acompañar el parto y Por qué debes dejar las manos quietas* se enfocan en lo que significa apoyar profundamente a otra persona y anteponer sus intereses a nuestras propias necesidades. Pensamos sobre estas cosas desde un punto de vista filosófico, pero estos ensayos explican cómo puedes poner estos conocimientos en práctica en la vida real.

Ser la doula que ella necesita que seas suena maravilloso, hasta que lo que tu clienta necesita es que seas el chivo expiatorio o la persona que no hizo bien su trabajo, incluso cuando no tuviste control sobre la situación. Si bien estas experiencias son poco comunes, pueden ser frustrantes, preocupantes y hasta degradantes cuando suceden. Pero ocurren con la suficiente frecuencia como para que tengamos que reconocer que es la vida real de las doulas. El segundo de estos ensayos te ayudará a entender por qué las clientas se comportan de esta manera y por qué discutir estas situaciones con otras doulas puede ser muy útil.

Los cinco ensayos siguientes tratan sobre trabajar junto a los profesionales médicos y establecer relaciones sólidas siempre que puedas. Esta es el área que más preocupa a la mayoría de las doulas y en la que necesitan más orientación. Esta sección ayuda a comprender las distintas perspectivas que tienen los médicos y cómo influye eso en su comportamiento. Nos guste o no, prosperar en los partos hospitalarios es necesario para el éxito continuado de las doulas, tanto individualmente como un movimiento social.

Por último, *Relaciones prenatales poderosas* lo unifica todo. Aquí comparto los once principios fundamentales de mi filosofía *Doulaing The Doula*™. Cuando los pones todos juntos, tu trabajo interior sobre ti misma y tu contacto con las clientas, realmente serás capaz de tener poderosas relaciones transformadoras que creen un cambio positivo duradero en sus vidas.

El trabajo de la doula es una profesión única. Tratamos con lo intangible y lo inexplicable. Nos mantenemos en nuestra propia fuerza dejando que las cosas sean como son, sin intentar arreglarlas ni embellecerlas. Mantenemos una profunda intimidad durante una transición vulnerable en la vida de las personas. Luego nos alejamos, habiéndoles ayudado a encontrar fuerzas y capacidades que no sabían que poseían. Nuestros servicios son necesarios y valiosos. Cuando ratificamos esto como una verdad en nuestro interior, sabemos quiénes somos. Eso nos transforma a todos.

Referencias:

Carter, S. S. (2017). The Role of Oxytocin and Vasopressin In Attachment. *Psychodynamic Psychiatry, 45*(4), 499-518.

Roth, L., Henley, M., Seacrist, M., & Morton, C. (2016). North American Nurses' and Doulas' Views of Each Other. *JOGNN-Journal of Obstetric Gynecologic and Neonatal Nursing, 45*, 790-800.

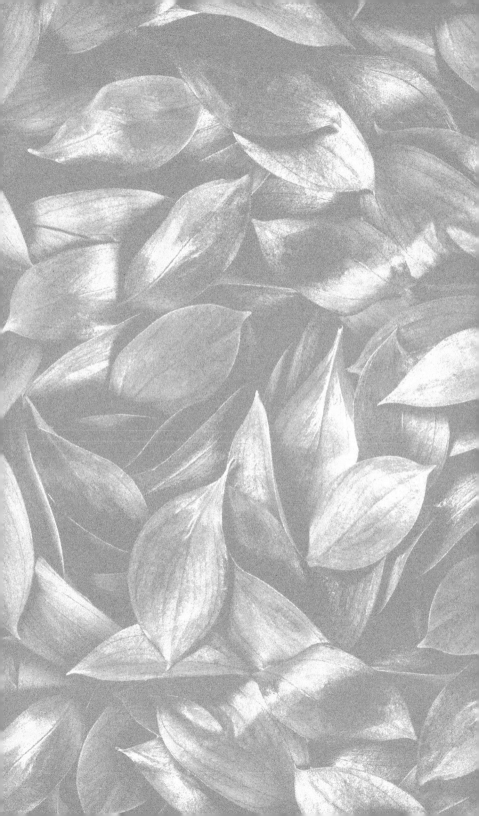

Sobre El Estudio

Cuando empecé mi posgrado, no tenía intención de estudiar a las doulas. El trabajo de doula era algo que hacía, yo ya era una doula y ahora quería ser más que eso. Quería volver a la vida que tenía antes de tener hijos, antes de ser madre y antes de que la maternidad y el empoderamiento a través del embarazo y el parto se convirtieran en el trabajo de mi vida. No quería dejar el trabajo del parto de lado, pero estaba lista para algo más.

Me lancé a la disciplina mental de la investigación cualitativa: el análisis de las palabras y los matices de las personas para ver los puntos en común entre sus experiencias. Una de mis orientadoras, la difunta Betty Black, me dijo que estudiara lo que ya conocía: a las doulas, particularmente porque se habían hecho muy pocos estudios sobre lo que hacían las doulas, lo que pensaban o cómo operaban en el mundo. Eso fue en 2002 y he estado estudiando a las doulas de parto desde entonces. Me tomó diez años obtener mis títulos de maestría en ciencias y doctorado de uno de los programas de investigación en ciencia sociales más prestigiosos del país. Mi tesis y proyecto de grado sumaron más de 900 páginas. Entre ochenta y doscientas páginas era un extensión más típica en mi campo, pero no podía parar; había muchísima sabiduría en las palabras de estas doulas.

Mi trabajo se ha publicado en las revistas revisadas por expertos *JOGNN - Journal of Obstetrical, Gynecological, and Neonatal Nursing; Midwifery; Sexuality & Culture*, el *Wisconsin Medical Journal* y el *Journal of Perinatal Education*. Mi trabajo también se ha publicado en el primer libro académico sobre el apoyo de las doulas, *Intimate Labour: Birth, Bodies, and Boundaries* y en el libro de consejos para nuevas doulas, *Round The*

Circle. La razón por la que abrí mi blog, *Doulaing The Doula*, en 2013 fue principalmente para difundir los resultados de mis investigaciones que eran relevantes para la práctica de las doulas. Los ensayos de este libro abordan las categorías de datos que no encajaban perfectamente en un artículo para una revista revisada por expertos.

¿Qué método de investigación utilizaste para obtener y analizar tus datos? ¿Cómo obtuviste la muestra de las doulas?

Entrevisté a las doulas por oleadas, lo que era apropiado para el método de investigación que estaba utilizando, denominado "teoría fundamentada". Con la teoría fundamentada, el investigador hace algunas entrevistas, luego las analiza en busca de puntos en común y después hace algunas entrevistas más para ampliar la información que ya ha recopilado. El objetivo es seguir ampliando los límites de la muestra incluyendo a participantes que tengan antecedentes, experiencias o perspectivas diferentes. Cuando una perspectiva o un concepto no encajan con las ideas encontradas anteriormente, el investigador se ve obligado a cambiar sus ideas para incluir la nueva información ("análisis de casos negativos"). Solo al impulsar la diversidad es posible encontrar la mejor explicación o respuesta a las preguntas "por qué" y "cómo" a las que puede responder la investigación cualitativa.

Cuando el investigador sigue entrevistando a participantes o circunstancias más diversas pero deja de obtener nuevos conceptos, el estudio ha alcanzado la "saturación". Es entonces cuando llega el momento de dejar de recopilar datos y analizarlos más profundamente. En esta fase, las respuestas están ahí.

En 2002 y 2003, entrevisté a 28 doulas de diez estados diferentes de EE. UU. y dos provincias canadienses. Para ser incluidas en el estudio, las participantes tenían que haber atendido al menos 25 partos, hablar inglés con fluidez y no utilizar ninguna habilidad clínica (por ejemplo, escuchar los tonos cardíacos fetales, medir la presión arterial, realizar exámenes vaginales para medir la dilatación cervical) como doula o en cualquier otra función laboral. Todas las doulas se identificaron como mujeres cisgénero. Estas doulas ejercían en ciudades grandes, ciudades pequeñas y zonas rurales. Dos trabajaban para programas de doulas hospitalarias y veintiséis tenían sus propios consultorios independientes. Habían atendido entre 25 y 500 partos cada una. Las participantes procedían de diversas clases económicas, religiones y su edad oscilaba entre los 28 y los 60 años. Alrededor del 80% eran blancas, lo que era típico de las doulas en esa época (Lantz & Low, 2005). Habían recibido su capacitación de DONA, CAPPA, ICEA o CBI (Childbirth International); aproximadamente la mitad estaban certificadas.

Después entrevisté a padres que habían contratado a sus propias doulas (no a las participantes en el estudio) e hice varias rondas de análisis. Para entonces ya tenía varias teorías, pero no estaba satisfecha. Necesitaba un grupo más diverso de doulas.

Me propuse entrevistar a doulas que trabajaban para hospitales, así como a padres que habían recibido sus servicios. Estoy en deuda con Cindy Kerbs, enfermera certificada, directora del *Programa de doulas del Lexington Medical Center* de Columbia, Carolina del Sur, por ayudarme a tener acceso a sus doulas y pacientes. En 2005, hice tres viajes a Columbia y entrevisté a seis doulas del personal, doce parejas, cuatro madres y siete enfermeras sobre sus experiencias con el apoyo de las doulas de parto.

Después me tomé un descanso de cinco años de entrevistas para analizar los datos, completar mi trabajo de grado y obtener mi doctorado en 2010. Tras graduarme, entrevisté a otras diez doulas que trabajaban para tres programas hospitalarios diferentes en Minneapolis. Necesitaba los datos adicionales para completar mi estudio sobre las doulas hospitalarias y sus dilemas.

¿Crees que la muestra representa a la población de doulas de parto?

Sí. Creo que para la época en que se hizo, esta muestra era representativa de la población de doulas de parto. Mi muestra coincidía con las características del único estudio de encuesta realizado a doulas en ese momento, publicado en 2005 (Lantz & Low). Este libro, publicado en 2018, se basa en entrevistas realizadas durante un período de ocho años a cuarenta y cuatro doulas que eran diversas en cuanto a región, población a la que atienden, instalaciones en las que trabajan, situación económica, religión, raza, etnia, edad, estado civil y responsabilidades en el parto. Se alcanzó la "saturación" y se volvió a comprobar. También incluye entrevistas con los padres.

También incluiste padres en tu muestra. ¿Eso es inusual?

Ser doula es establecer relaciones. No puedes ejercer como doula en una habitación tú sola. Para mí tenía sentido examinar la relación. Quería averiguar cómo las doulas llevaban a cabo los comportamientos de relacionarse en su papel de doula con los padres. Para hacerlo con eficacia, necesitaba hablar con los dos grupos de informantes: las personas que trabajaban como doula y las que recibían el servicio. Esto es único, ya que no he visto ningún otro estudio explicativo como este sobre el tema. Quizá por eso es tan profundo y poderoso.

En primer lugar, entrevisté a diez madres de tres estados del Medio Oeste de EE. UU. que vivían en ciudades y zonas rurales y tenían edades comprendidas entre los 25 y los 38 años. Nueve estaban casadas y dos eran multíparas. Los padres asistieron a todos los partos. Estos padres y madres habían contratado a su doula y habían trabajado con ella durante el embarazo y el posparto. La mayoría asistió a clases de preparación al parto.

Mis criterios para incluir a los padres en la muestra del estudio fueron que las madres debían tener más de 18 años, hablar inglés con fluidez, haber tenido embarazos sin problemas o complicaciones que pusieran su vida en peligro durante el parto y haber tenido su primer o segundo parto con vida. Una persona de apoyo adicional cercana a la parturienta tenía que haber estado presente todo el tiempo que la doula estuviera allí. En todos los casos, el apoyo de la doula había sido continuo, la doula no había utilizado habilidades clínicas, el bebé no había pasado ningún tiempo en la UCIN y, si se había producido un parto por cesárea, no había sido debido a una emergencia médica.

Cuando llegué a Columbia, Carolina del Sur, estaba encantada. Muchos de los padres a los que entrevisté ni siquiera sabían lo que era una doula cuando llegaron de parto al Lexington Medical Center. La enfermera de admisión les ofreció los servicios de la doula y les aseguró que podían echarla si no les gustaba. Otros padres habían elegido el Lexington Medical Center porque querían una doula y no podían permitirse contratarla. Estos padres eran muy diversos en cuanto a edad, raza, recursos económicos, educación, procedencia urbana o rural, número de hijos, tipo de parto que deseaban (y tuvieron) y situación sentimental. En este grupo, algunas de las mujeres eran solteras o estaban acompañadas por una persona que no era su pareja o el padre del bebé.

Mencionaste que te centraste en la relación entre las doulas y los padres. ¿Puedes explicarnos mejor qué significa eso y cómo hace que este estudio sea especial?

La mayoría de los estudios se centran en el comportamiento de un *grupo* de personas o un *tipo* de individuo. Es muy difícil llegar a los matices de una relación utilizando esos enfoques. Mi formación investigadora es en Desarrollo Humano y Estudios Familiares. Las familias son un conjunto de relaciones. Los seres humanos no nos desarrollamos por nuestra cuenta, sino en relación con otros miembros de la familia, con cómo nos vemos a nosotros mismos y con nuestro entorno. Examinar las relaciones era algo para lo que me habían formado, pero eso no lo hacía fácil. (Este tipo de investigación es muy diferente de la psicología, que examina la vida interior de un individuo, y de la sociología, que se enfoca sobre todo en los comportamientos de grupos de personas).

Después de mis primeras tres entrevistas, me quedó claro de inmediato que lo que había descubierto estaba relacionado con el apego y las relaciones entre padres e hijos. Seguía escuchando el mismo lenguaje y los mismos términos para describir las conexiones madre-doula y padre/madre-hijo. Entonces supe que si me fijaba en las relaciones y no en las características individuales de las personas, obtendría respuestas sobre lo que hacen las doulas, cómo piensan y cómo interactúan con los padres y los profesionales para producir estos efectos positivos en las relaciones. En el momento de escribir esto, no conozco a nadie que lo haya hecho. Pero es la sabiduría de todas estas doulas y de los padres que recibieron sus cuidados lo que nos trae este libro.

¿Cómo analizaste los datos?

Primero transcribí las entrevistas grabadas. Lo hice yo misma con las primeras diez y luego escuché la grabación para verificar y tomar notas cuando contraté a un transcriptor profesional. Analicé la entrevista de cada persona línea por línea y oración por oración, tomando notas en los márgenes. Aproximadamente la mitad de las entrevistas a las doulas tenían más de treinta páginas, pero las entrevistas a los padres solían tener unas 18 páginas. Identifiqué conceptos en cada línea y luego los agrupé a partir de diferentes entrevistas. Cada concepto se definía en función de su relación con otros conceptos. Antes utilizaba un tablón, fichas e hilo para ilustrar sus relaciones. Para mi tesis, pude utilizar un programa de computadora. Sin embargo, solo lo utilicé para catalogar las relaciones y los conceptos que identificaba en mi cabeza, nunca para hacer el análisis.

La idea que subyace a la teoría fundamentada es que el investigador utilice su propia capacidad analítica y su conocimiento del fenómeno para descomponer cada concepto en sus partes más pequeñas. Cuando examinaba una idea, como "Por qué no compartir tu historia de parto", necesitaba discernir si había otra idea central anidada dentro de esa. Si era así, tenía que descomponerla aún más e identificar cómo influía o se relacionaba esa idea con el hecho de que las doulas compartieran sus propias historias de parto. Una vez descompuestos todos los conceptos en sus partes más pequeñas y definidas las relaciones con los demás conceptos, mi trabajo como investigadora consistió en retroceder, examinar mis conclusiones desde distintos ángulos y hacerme una idea de la naturaleza holística del fenómeno. Al recomponerlo todo, vi cómo esos conceptos funcionaban juntos y se influían mutuamente. Pude explicar la función de esas ideas y el proceso de su funcionamiento. Esa es la parte más difícil de este proyecto, pero algo que pude hacer con bastante eficacia al explicar *El efecto doula*.

¿Crees que ser doula ayudó o perjudicó a tu investigación?

Sin duda ayudó el 95% de las veces. Los participantes estaban más dispuestos a abrirse a mí y compartir más profundamente porque sabían que yo "lo entendería". También pude hacer preguntas más perspicaces. Los padres estaban más dispuestos a ser entrevistados y a invitarme a sus casas porque yo era una doula. Una de las preocupaciones de ser una persona con información privilegiada es que puedes suponer que compartes ideas con tus informantes, cuando en realidad no es así. Así que tenía una nota en mi grabadora para recordarme que siempre debía preguntar, cuando se utilizaba un término, para asegurarme de que lo definíamos de la misma manera.

Haber trabajado como doula durante casi veinte años me dio una ventaja increíble a la hora de analizar los datos. Entendí lo que quería decir una informante cuando dijo: «Lidero al seguirla y amplificar lo que sus señales me dicen sobre lo que necesita». Muchas veces una participante ponía en palabras algo que yo había experimentado. Esto también significaba que no me quedaba atrapada en el contenido superficial, sino que buscaba un significado más profundo, que aparecía en las conclusiones.

¿De dónde surgieron los títulos de tus ensayos o los nombres de estos conceptos?

La mayoría de los títulos que utilizo son extractos de cosas que dijeron las doulas y los padres a los que entrevisté, para describir sus experiencias. Otros títulos no habrían sido lo bastante potentes o descriptivos para transmitir el significado de los participantes. Por ejemplo, "Estar presente", "Los objetivos de la madre se convierten en los objetivos de la doula" y "Ser la doula que ella necesita que seas" son formas en que estas doulas describieron cómo decidían qué estrategias de apoyo utilizar. Intenté ser lo más fiel posible a sus ideas.

¿Consideras que tu estudio de investigación es un ejemplo de confiabilidad y validez?

La confiabilidad y validez se aplican a la investigación cuantitativa, en la que los investigadores recopilan datos para generar un análisis estadístico que describa los fenómenos. Un criterio importante es que otras personas puedan repetir el estudio y que el método de investigación sea transparente y cumpla normas científicas estrictas. La investigación cuantitativa sirve para responder a las preguntas: «¿Cuántos o con qué frecuencia?». También puede proporcionar modelos estadísticos para ver qué factores pueden ser los más influyentes en una situación concreta. Pero no puede identificar cuáles son esos factores ni explicar por qué son importantes. Para eso se necesita la investigación cualitativa (como este estudio), que se juzga con criterios distintos. En lugar de la confiabilidad y la validez estadísticas, los investigadores que utilizan la teoría fundamentada se esfuerzan por lograr la fiabilidad, que es el grado en que las interpretaciones de los datos describen con precisión los fenómenos investigados. La fiabilidad tiene cuatro criterios para juzgar la solidez de la investigación cualitativa: transferibilidad, credibilidad, confirmabilidad y confiabilidad.

La transferibilidad estima hasta qué punto los resultados de la investigación pueden generalizarse a otros contextos o entornos. La credibilidad es una valoración de si la interpretación de los datos es plausible y representa con exactitud los datos originales de los participantes. La confirmabilidad significa el grado en que otros investigadores podrían corroborar los resultados y las interpretaciones. La confiabilidad se refiere a la idea de que el estudio de investigación podría repetirse y dar lugar a los mismos resultados básicos. También significa que el investigador debe tener en cuenta los cambios que se produzcan en el entorno, en el investigador o en las influencias sociales que puedan modificar los resultados. En otras palabras, un acontecimiento mundial o una experiencia personal pueden cambiar el significado o la interpretación de los datos y deben tenerse en cuenta en el análisis.

En mi tesis, que está disponible en mi sitio web, www.amygilliland. com, hay detalles sobre cómo cumplí plenamente cada uno de estos criterios. Además, cada uno de los conceptos fue confirmado por una asamblea de doulas que no fueron entrevistadas (grupo focal) para ver si mi redacción y comprensión describían con precisión su experiencia.

En conclusión, estoy cien por cien satisfecha de que las conclusiones de la investigación y los ensayos incluidos en este libro sean una representación exacta de los pensamientos, preocupaciones y filosofías de las doulas de parto en la primera década del siglo XXI.

Las doulas y los padres de tu muestra fueron entrevistados entre 2002 y 2010. ¿Ha cambiado algo desde entonces que pudiera influir en tus conclusiones?

Existen diferencias claras entre la tecnología y la práctica obstétrica. Hemos pasado de los teléfonos móviles a los teléfonos inteligentes con aplicaciones. Hay más formas de comunicarse con la gente a larga distancia. La mayoría de la gente sabe lo que es una doula sin largas explicaciones. Las organizaciones de doulas se han internacionalizado. Pasamos de las "Cinco grandes" organizaciones de formación (DONA, CAPPA, ALACE, Childbirth International, ICEA) a más de ochenta listadas en DoulaMatch. net a principios de 2018. El apoyo de las doulas de parto ha sido reconocido como beneficioso por el Colegio Estadounidense de Obstetras y Ginecólogos (ACOG) y se recomienda a las personas que se queden en casa al principio del parto y que coman y beban lo que deseen. La tasa de partos por cesárea supera el 32%. Evidence Based Birth (evidencebasedbirth.com) pone ahora las conclusiones de la investigación al alcance de la gente corriente. Incluso el placer forma parte de nuestra conversación sobre el parto hoy en día.

Probablemente, el mayor cambio ha sido la mercantilización del apoyo al parto: ahora se considera algo por lo que vale la pena pagar. El apoyo al parto es ahora un producto viable en el mercado libre; se reconoce como una mercancía que se puede comprar o vender. Las doulas formamos parte de la mano de obra y se nos respeta como paraprofesionales remuneradas en muchos entornos. Ese es probablemente el mayor cambio y la mayor influencia en ello es ProDoula.

Pero ¿ha cambiado la esencia de las doulas? No.

¿Ha cambiado la naturaleza del trabajo, las labores que se realizan realmente? No.

¿Han cambiado las necesidades de las personas durante el parto? No.

¿Se ha alterado la estructura de la relación entre los proveedores de atención médica y los pacientes? No.

¿Existen restricciones o limitaciones adicionales en la forma en que las doulas ejercen su oficio? No.

¿Ha cambiado el sistema de atención médica en los Estados Unidos de manera que afecte la forma en que se presta la atención perinatal? No.

¿Sigue siendo necesario recordar a la gente que tiene una voz que debe ser escuchada? Sí.

Por lo tanto, las tareas principales del apoyo de las doulas de parto, las personas que lo prestan, las personas que lo reciben y el ámbito en el que se presta el apoyo no han cambiado sustancialmente. Por eso, este trabajo supera la prueba del tiempo.

Referencias

Creswell, J. (1998) *Qualitative Inquiry and Research Design: Choosing Among Five Traditions,* Sage Publications, Thousand Oaks.

American College of Obstetrics and Gynecologists. (2017) Approaches to Limit Intervention During Labor and Birth. *Committee Opinion,* Vol. 687 ACOG.

James, K. (2018) Personal communication Re www.doulamatch.net.

Lantz, P.M., Low, L.K., Varkey, S. & Watson, R.L. (2005) Doulas as childbirth paraprofessionals: Results from a national survey. *Womens Health Issues,* **15**(3), 109-116.

Strauss, A. & Corbin, J. (1998) *Basics of Qualitative Research,* Sage Publications, Thousand Oaks, CA.

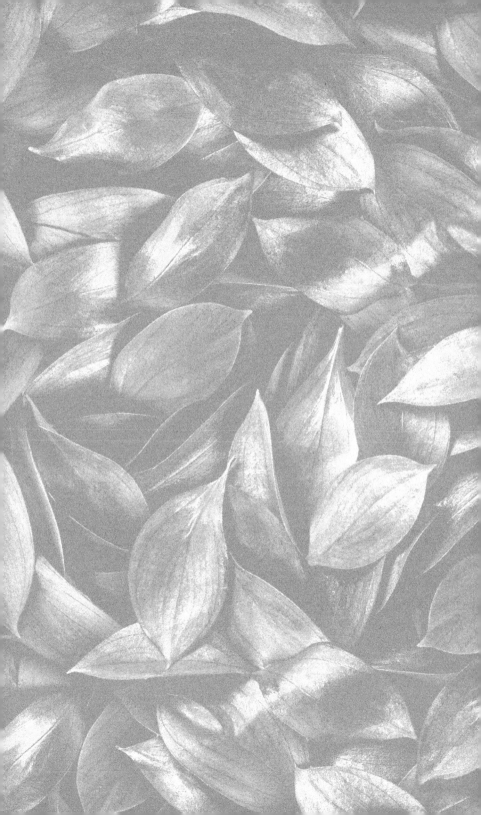

Fundamentos

Si desaparecieran las doulas, nadie...

Cerraría la puerta

Cubriría cada dedo del pie con la cobija

Se aseguraría de que las cortinas se solapen

Haría el esfuerzo hasta encontrar el lugar perfecto

Te recordaría de hacer preguntas

Repetiría lo que se te dijo durante una contracción

Quitaría las toallas sucias de tu vista y olfato de inmediato

Cerraría la puerta otra vez

Reiniciaría la lista de reproducción

Trabajaría con la enfermera, ayudándole a conocerte

Repetiría tu visualización con cada contracción

Estaría en calma

Sería el par de manos extra

Te buscaría lo que sea que necesitas

Anticiparía lo que necesitas

Tendría un catálogo en la cabeza de lo que te hace sentir mejor

Tendría tu comodidad y bienestar como su mayor prioridad

Se aseguraría de que tus seres queridos estén informados

Sabría cómo interpretar las preocupaciones de tu profesional médico
con palabras que un cerebro cansado en trabajo de parto pueda entender

Cerraría la puerta una vez más

Le daría a tu pareja un descanso y le recordaría que debe comer

Se mantendría enfocada en ti

Te recordaría que vas a tener un bebé

Ayudaría a la enfermera

Colocaría tus fotografías en la habitación

Entendería los procedimientos médicos y te explicaría lo que podrías sentir de antemano

Creería en ti y tu capacidad de dar a luz a tu bebé

Te recordaría que puedes decir «no» o «no en este momento».

Te ayudaría a encontrar tu voz

Estaría contigo en todo momento

Se aseguraría de que tu pareja pueda hacer lo que quiera hacer

Cerraría la puerta nuevamente

Recodaría buscar el libro del bebé

Cambiaría la temperatura de la habitación

Te recordaría tus sueños de parto más profundos y te ayudaría a hacerlos realidad

Te consolaría cuando no puede hacerlo

Reflejaría tus ritmos

Tomaría notas específicas sobre lo que las personas dicen y escribiría lo que sucedió

Te empoderaría para defender lo que tú quieres

Intentaría otras cosas primero

Se iría cuando necesites privacidad

Entendería cómo cada analgésico puede afectarte a ti y a tu bebé

Sabría que tus recuerdos y satisfacción con el parto te afectarán por el resto de tu vida

Protegería el espacio

Impediría que las actividades irrelevantes te distraigan

Te ofrecería apoyo incondicional sin obligaciones futuras

Sería tu doula

Suelo decir que nadie se da cuenta de lo que la doula hace; solo lo notan si no está ahí. Una doula profesional suele trabajar en segundo plano para que las cosas vayan como la seda y ayudar a las personas a llevarse bien. Claro que las doulas hacen más de lo que aparece en esta lista, pero esas actividades (es decir, las medidas de comodidad, palabras de aliento) también las pueden realizar las enfermeras y los seres queridos. Esta lista se trata de las cosas únicas que aportamos a la sala de parto. Está basada en mis entrevistas con sesenta doulas y padres sobre sus experiencias.

¡Utiliza esta lista con tus clientas y otros profesionales! Los artículos de investigación son excelente material, pero a veces una lista detallada de lo que realmente HACEMOS cierra el trato. ¡Puedes encontrar una copia imprimible en *www.amygilliland.com*!

¿Hay suficientes clientas
para todas?

λ

¿Crees que están compitiendo con las demás doulas por las clientas? *«No hay suficientes clientas para mí y para todas las demás. Si alguien más consigue una clienta, esa es una clienta que yo no tengo».* Y luego intentas trabajar más duro para competir y ponerte a la cabeza (o te rindes). Temer que no haya suficiente para todas significa creer en la escasez.

Desglosemos esa idea: «¿Hay suficientes clientas para todas?»

Desde un punto de vista racional, la respuesta clara es «sí». De acuerdo con la encuesta Listening To Mothers III, el 6% de las personas de la muestra tuvo una doula de parto, pero el 27% quería tener una. Es un gran vacío entre oferta y demanda. Claro está que no todas esas personas están dispuestas a pagarle a la doula honorarios sostenibles, pero el mayor mercado de una doula es padres que tendrán otro hijo. Estos padres están más conscientes del valor de una doula y están dispuestos a pagar para no repetir su experiencia como primerizos. Desafortunadamente, no hay información sobre doulas de po$sparto en la encuesta, pero muchas personas han tenido experiencias posparto que no desean repetir.

Desde un punto de vista mercantil, la respuesta también es «sí». Al evaluar y determinar tu clienta ideal, aprenderás que con la mejor persona que puedes trabajar no es «cualquier que esté embarazada». Sin importar qué tan grandiosa seas, no eres la mejor doula para todas. Es un grupo selecto en realidad. Cuando comparas tu clienta ideal con las de otras doulas, notarás que están buscando en mercados diferentes. Claro que habrá algunas coincidencias y no todas tus clientas encajarán con el perfil ideal, pero muchas estarán cerca del objetivo. Eso me tranquiliza: no todas estamos en búsqueda de la misma persona, sino de diferentes tipos de embarazadas.

Desde un punto de vista personal, la respuesta siempre será «sí». Las personas eligen a su doula basándose en quién les da más seguridad, no en quien da el mejor paquete de bienvenida –el paquete de bienvenida abre la puerta y te presenta–. No tenemos control sobre esa decisión; solo podemos ser nuestro verdadero yo.

En mis diecinueve años como capacitadora de doulas, he predicado que nunca tendrá sentido que las doulas compitan entre sí, sin importar en qué organización se formó quién. No hay motivos económicos para hacerlo porque el mercado no está saturado. Cuando una doula consigue una clienta, esto genera interés en el mercado entre otros compradores potenciales de nuestros servicios. Mientras más personas reciban nuestros servicios, más crece el interés y más crece nuestro mercado potencial. Cada nueve meses hay una renovación completa. Así que nuestra mejor estrategia para hacer crecer la profesión es apoyarnos mutuamente al tiempo que perseguimos nuestros propios objetivos individuales. La abundancia está ahí fuera. Cuanto más trabajemos juntas por el éxito, más habrá para todas nosotras.

Todas las doulas que he formado entienden eso. Hay muchas clientas potenciales y mientras más trabajemos juntas para educar al público y los proveedores de atención, más clientas conseguiremos todas. Las doulas líderes de nuestra región (pasadas y actuales) también reflejan esta actitud y es gracias a eso que tenemos un entorno más armonioso y comprensivo en nuestro estado que en muchos de los lugares que he visitado en EE. UU.

Cuando elegimos la escasez, elegimos el miedo. Miedo a no tener suficiente. Miedo a que otro se lleve lo bueno primero. Miedo a que si a otro le va bien, a nosotros nos vaya mal. No hay suficiente pastel para que todos coman un porción, ¡incluso si lo cortamos pequeño! Nuestros cuerpos acaban sintiéndose tensos y comprimidos y nos preocupamos por lo que podemos hacer para conseguir más y que sea para nosotros.

En lugar de pensar que "no hay suficiente", piensa que "hay suficiente". No te cuesta nada cambiar de una mentalidad de escasez a una de abundancia, excepto tu nivel de responsabilidad personal. Con una mentalidad de escasez, todos tus problemas están "ahí fuera". El centro de control está fuera de ti y, por lo tanto, es incontrolable. Pero cuando crees que la abundancia existe, tu atención se centra en cómo aprovecharla. Tienes un centro de control interno: *«Lo que hago y cómo lo hago influye en mis circunstancias»*.

A medida que avanza este proceso, te vuelves más optimista: ¡lo mejor está por llegar! Estás más dispuesta a asumir riesgos y a compartir tu persona y tus recursos con tus colegas. Puedes aprender de tus competidores porque todas están juntas en esto. A medida que crecen tus relaciones con otras doulas, puedes pedir retroalimentación y ayuda sin que se sienta como una amenaza. Se seguirán concibiendo bebés y las personas seguirán reconociendo que los sistemas médicos actuales no satisfacen sus necesidades emocionales. Eso no va a cambiar pronto.

¿Y qué pasa si no hay tiempo suficiente?

Mi peor tendencia a la escasez tiene que ver con el tiempo. Temo que nunca habrá tiempo suficiente para hacerlo todo; que no alcanzaré mis sueños y mucho menos lo que está en mi lista diaria de pendientes. «¡¡Es que no tengo suficiente tiempo!!». ¿Te suena? No estoy compitiendo con otras personas por el tiempo, no es que si yo tengo más alguien tenga menos. En realidad compito conmigo misma y nunca gano.

Lo curioso es que no es cierto. Sí tengo tiempo suficiente. A veces tardo hasta el miércoles en terminar la lista de pendientes del lunes, pero lo logro. Las pequeñas tareas y los grandes proyectos se completan, en su mayor parte. ¿Qué es lo que pasa entonces? Todo está en mi actitud. Estar ansiosa por no tener tiempo suficiente no me da más tiempo, ni me hace más creativa o eficiente. Lo único que consigue es ponerme nerviosa y de mal humor. Por lo tanto, ¿cuál es mi alternativa?

Decidí cambiar mi forma de pensar. «El tiempo se expande para satisfacer mis necesidades». Cada vez que empiezo a tener la inminente sensación de fatalidad —nunca habrá suficiente—, me doy cuenta de que todo está en mi cabeza. *Lo que realmente tenga que pasar, pasará y tendré tiempo suficiente para lograrlo.* Ya han pasado cuatro meses y he hecho todo lo que tenía que hacer. Tuve que posponer algunas cosas, sí, pero la mayoría debido a que no era el momento adecuado, y ni siquiera yo puedo hacerlo todo a la vez. En algunos casos mis prioridades cambiaron, pero lo que realmente cambió fue mi compasión por mí misma y mis ansiedades.

Nuestro enfoque de la vida depende de nosotros. Elegimos cómo queremos pensar en la vida. Yo prefiero elegir la abundancia.

Por qué es una vocación...

¡El trabajo de doula es duro! Es un reto físico, emocionalmente agotador y requiere una conexión personal que deja impresiones para toda la vida. Las doulas se sacrifican para estar ahí para sus clientas. Dan prioridad a los recuerdos del nacimiento de otras personas por encima de las necesidades de sus propias familias. Cobran menos de lo que valen: a menudo sus salarios apenas superan el umbral de la pobreza. El número de clientas que pueden atender física y psíquicamente tiene un límite. Sin embargo, este trabajo es algo que muchas de nosotras no podemos *dejar* de hacer. Satisface una parte de lo que somos, expresa nuestra esencia vital. Ayudar a otra persona a dar a luz, mientras atraviesa físicamente el proceso de dar vida a otro ser humano, es lo que sentimos que es nuestra *vocación*.

A menudo nos referimos a la vocación en términos religiosos porque es nuestra referencia cultural más conocida. Pero la vocación significa que tenemos el propósito de conectar con los demás y mejorar sus vidas. Queremos asegurarnos de que el camino de otra persona se vea facilitado por nuestra presencia. Lo que damos no es solo una habilidad o un servicio, sino la esencia de nuestra propia humanidad. Las doulas de mi estudio dijeron que era una pasión, una prioridad, que sin las doulas sentirían que les faltaba una parte de ellas.

Diez de las sesenta doulas de mi estudio describieron o mencionaron la palabra «vocación». Tracy dijo: «Ser doula es parte de lo que eres. No puedes intentar ser doula... o algo que llevas por dentro o no». Nancy dijo: «Es mi pasión y pone a prueba mi compasión. En la vida real, ¡soy banquera! Pero eso es una carrera y esto es una pasión». Sadie dijo: «Lo llevaba en el corazón. Durante mucho tiempo, antes de hacer el taller, supe que lo llevaba en el corazón y nunca he sido tan feliz, aunque haya sido tan duro».

La vocación del trabajo de doula de parto a menudo tiene un gran costo. No me refiero a las fiestas de cumpleaños o a los conciertos a los que no puedes ir, aunque sin duda son importantes. Nos cuesta cuando nos sentamos de la mano de una mujer que está siendo victimizada por sus propias decisiones o que no recibe respeto porque es joven, no es blanca o no habla inglés. Cuando VEMOS que los bebés son seres humanos completos con plena conciencia y nadie actúa de forma que lo reconozca, nos cuesta. Cuando sabemos que un médico siente que no puede confiar en el sistema y actúa de forma autoprotectora en lugar de dejar que el parto continúe sin interferencias, nos cuesta. Cuando confiamos en el parto pero nadie más del sistema en el que trabajamos lo hace, nos cuesta.

No hacemos este trabajo porque seamos mártires. Lo hacemos porque estamos dispuestas a pagar el precio. Sabemos que marca la diferencia para esta madre, este bebé y esta familia. Sabemos que nuestra presencia tranquilizará a las enfermeras y a los médicos para que permitan a esta madre intentar dar a luz una hora más porque la están cuidando. Sabemos que el precio que pagamos es una gota en una cubeta comparado con lo que ganan los demás con nuestra presencia. Trabajamos como doula de parto porque tenemos la vocación de marcar la diferencia en el mundo.

Nuestro espíritu que anhela expresarse en el mundo dice: «¡Sí!».

Este es tu papel.

Servir.

Marcar la diferencia.

Mantener vivo el espíritu.

Como una suave brisa de primavera, susurra: *«Doula, este mundo te necesita»*.

Otro motivo por el que
el parto es sagrado

H ace mucho tiempo aprendí que rescatar a las personas de sus propias acciones suele ser una trampa, una que nos atrapa tanto a nosotros como a la persona a la que intentamos ayudar. Cuando se trata del parto de mis clientas, puede ser muy duro cuando toman decisiones que no las van a llevar en la dirección que deseaban. Como doula quiero agarrarlas y decirles: «¡No, no, nooo!». Cuanto más apegada estoy a ellas personalmente, más difícil es... hasta que cambio mi forma de pensar. Una vez que me recuerdo a mí misma que debo respetar la transformación y los retos del embarazo y el parto como un camino sagrado, se hace mucho más fácil apoyar y servir a esta persona.

Hace varias décadas había mucho interés en las búsquedas de la visión* y en comprender la naturaleza espiritual más profunda de la existencia. La gente se adentraba en estos viajes de retos y dificultades para descubrir sus puntos fuertes, sus debilidades, su naturaleza interior y su relación con lo Divino. Para algunos grupos también suponía un riesgo de muerte. Joseph Campbell escribió extensamente sobre el "viaje del héroe" y el significado y las interpretaciones de este mito en la sociedad contemporánea. (Hoy tenemos a Frodo y a Harry Potter).

Al principio de mi trayectoria como doula, vi el potencial del parto para albergar estos mismos significados para las mujeres de hoy. Las mujeres se enfrentan a estos mismos retos al gestar, dar a luz y amamantar; no necesitaban una búsqueda de la visión en el desierto. Aunque nuestra cultura no ha adoptado la idea de un viaje ritualizado, la experiencia del parto sigue teniendo este potencial para las mujeres. Sospecho que lo mismo ocurre con las personas trans. Pero esa es su historia. Mi apoyo al parto ha sido con mujeres cisgénero, así que es desde ahí desde donde hablo.

Si valoramos la historia del parto de una mujer como su propio mito personal, tiene el potencial de revelarle verdades y conocimientos profundos sobre sí misma. Puede ser un espejo de quién es. Dentro de su historia de parto está cómo se enfrenta a los retos, cómo se enfrenta a la autoridad, cómo se apoya a sí misma, qué fortalezas saca a relucir que no sabía que tenía. Revela su relación con lo incognoscible e indefinible de la existencia humana. Debe entregarse a un proceso que puede ser desconocido para ella y que no controla. ¿Cómo responde? ¿A qué aliados recurre? Cuando llega la crisis, ¿qué hace? ¿Cómo afronta su miedo profundo cuando se enfrenta a él en el espejo? ¿Cómo experimenta el dolor, qué quiere hacer al respecto y qué hace? ¿Cómo ve el mundo esta madre? ¿Cómo ve su lugar en él?

Para mí, todas las parturientas con las que estoy recorren este terreno. Mi papel es guiarla para que encuentre su propio camino, no mostrarle cuál es el correcto. No hay forma de que pueda conocer su experiencia interior o cómo su historia la ha moldeado para actuar en estos momentos. No necesito saberlo, solo necesito confiar en que este viaje se está desarrollando como debería para ella. Las mujeres me han enseñado a confiar en ellas para encontrar su propia verdad.

Esto no significa que sea fácil. Esto no significa que no hable; significa que confío en que ella me hará saber que quiere que lo haga. Significa que he aprendido a hacer una pregunta importante en respuesta a mi negación interna: «¿Lo que siento tiene que ver *conmigo* o con *ella*?». Significa que confío en que cuando ella susurre: «Creo que quiero la epidural», yo le susurro: «¿Quieres hablarlo un poco o ya sabes que eso es lo que quieres?». Si asiente con la cabeza, llamo a la enfermera. Creo que lo SABE y no le quito ese poder de elección. Dudar de su plan de parto es disminuir su capacidad de saber lo que es mejor para ella en ese momento. Mi servicio es confiar incondicionalmente en ella como heroína de su propia búsqueda. Se encontrará a sí misma lo quiera o no.

En mis décadas como doula, he descubierto que muchas mujeres vuelven a mí y me dicen que sus partos les enseñaron mucho sobre ellas mismas. Aprendieron quiénes eran. Se enfrentaron a sus miedos y vivieron las consecuencias de sus decisiones. Cuando una mujer cuenta con apoyo, un apoyo auténtico y sin segundas intenciones, encuentra su voz. Nosotras la amplificamos para que otros también puedan oírla.

Las mujeres cambian de vida a raíz de sus partos. Ponen fin a malas relaciones, se convierten en madres más feroces, se mudan al otro lado del país, les gritan a sus obstetras, les gritan a sus parteras, se abrazan y lloran con sus obstetras y sus parteras, se afligen por no saber. Lloran por la mujer que dejaron atrás y abrazan a la mujer que son ahora. *¿Quién soy yo para saber qué es lo mejor para esa mujer en pleno parto? Yo no sé nada.*

Reconocer la profunda naturaleza espiritual del parto y los riesgos que conlleva de crisis y cambio me mantiene humilde. También me libera. Soy una compañera elegida para el viaje, una aliada que responderá cuando sea necesario. A veces ofrezco sabiduría, pero siempre ofrezco paciencia y calma. La sigo a ella porque esta es «su historia», el mito que está viviendo y creando con cada respiración. Confío en «ella» y confío en mi servicio para ella, que es por lo que el parto y el camino de la doula, cuando se practica de esta manera, es sagrado.

«Al bajar al abismo recuperamos los tesoros de la vida. Donde tropiezas, ahí yace tu tesoro». – Joseph Campbell

* El término «búsqueda de la visión» tiene diferentes significados históricos y culturales en las culturas nativas americanas o de los Primeros Pueblos. Yo utilizo una definición de cultura popular del término.

Si deseas saber aún más de estas ideas:

The Women's Wheel of Life, Elizabeth Davis* y Carol Leonard, Penguin/ Arkana, 1996 (*partera y autora del libro de texto de atención obstétrica, *Heart and Hands*)

The Wholistic Stages of Labor por Whapio Diane Bartlett

http://www.thematrona.com/apps/blog/the-holistic-stages-of-labor-by-whapio

The Woman Who Runs With The Wolves: Myths and Stories of the Wild Woman Archetype por Clarissa Pinkola Estes, Ballantine Books (1993)

Joseph Campbell and the Power of Myth, documental en DVD, *PBS, 1988, 2013*

Transformation Through Birth, Claudia Panuthos, Bergin y Garvey, 1984 (¡Todavía sacan copias!)

Birthing From Within, Pam England, Partera Press, 1998

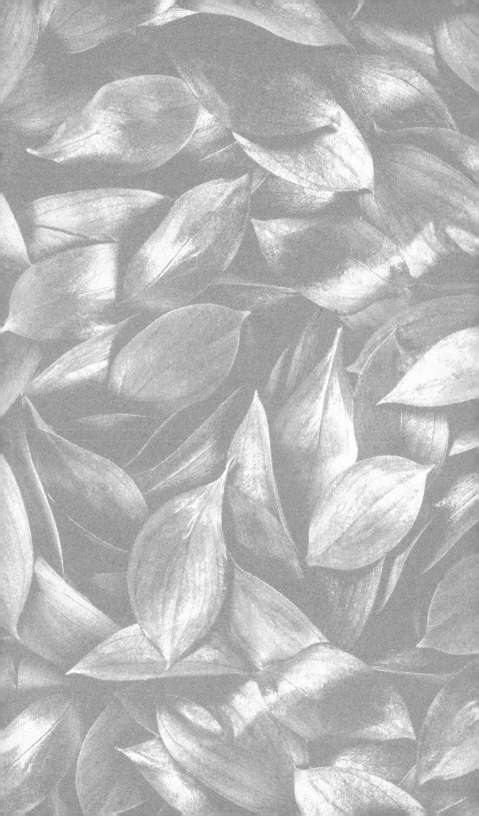

Ámbito De La Práctica

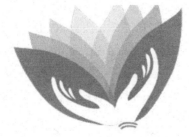

El dilema esencial
(sobre los aceites)

E n repetidas ocasiones, las doulas discuten si está o no dentro de su ámbito de práctica recomendar aromaterapia o utilizar aceites esenciales. Aunque esto forma parte de la discusión, en realidad no es la cuestión central. Lo que tenemos que reconocer es una diferencia filosófica subyacente entre las doulas. **La cuestión central es si es el papel de la doula HACER más por las mamás o simplemente ESTAR presente con ella mientras se desarrolla el trabajo de parto.** En el lado de HACER, las personas dicen que quieren tener más herramientas en su bolsa de parto. Cuando unas simples inhalaciones pueden ayudar con las náuseas o el estado de ánimo, o incluso ayudar a una persona a orinar, eso es bueno. Hay tantas otras intervenciones que tienen lugar durante el parto, que el uso de aceites puede ayudar a contrarrestarlas y devolver el equilibrio al parto, o al menos hacer que la parturienta se sienta mejor.

El lado de ESTAR tiende a sentir que los padres en trabajo de parto tienen suficiente gente tratando de alterar el curso de sus trabajos de parto. Estas doulas creen que su fuerza está en el apoyo que aportan y en el uso de medidas de comodidad para aliviar las molestias, no en cambiar lo que está ocurriendo en el parto o lo que la persona está sintiendo. Estar «presente con» y apoyar a las clientas al 100% significa no verlas a ellas o a su parto como un problema que necesita ser arreglado. Las doulas suelen ser las únicas que no intentan que las cosas sean diferentes de lo que son. En un contexto posparto, estos problemas siguen estando presentes. ¿Es nuestro apoyo lo que marca la diferencia o son las herramientas que aportamos para ayudar con las molestias posparto? También hay que tener en cuenta al bebé, cuyo sistema puede reaccionar de forma diferente a lo esperado a los aromas y aceites.

El debate entre **ESTAR** como doula y **HACER** como doula* no es nuevo, pero refleja una de las diferencias filosóficas entre las doulas. No creo que ninguno de estos enfoques sea erróneo, pero cada uno nos lleva en una dirección diferente. Como comunidad no hemos reconocido formalmente estos dos enfoques. El tema de los aceites esenciales los pone en primer plano y ofrece una manera eficaz de enmarcar este debate. Si **HACES** como doula, utilizar aceites esenciales y/o aromaterapia tiene sentido.

La siguiente cuestión con los aceites esenciales y la aromaterapia es más práctica. ¿Existe un potencial de daño cuando se utilizan? La respuesta claramente es «sí». Las personas pueden quemarse o tener reacciones adversas inesperadas (dolor de cabeza, migraña, náuseas, reacciones alérgicas, sensibilización cutánea, fototoxicidad, etc.)[1]. Por ejemplo, el resultado deseado de calmar a una persona en trabajo de parto mediante el uso de lavanda puede tener el efecto no deseado de disminuir la fuerza y la frecuencia de las contracciones. Sin embargo, estas reacciones no son lo bastante comunes como para disuadir a las doulas incautas de comprarlos. Consideran que están ayudando a las clientas. Si no has visto una reacción adversa o no has tenido una tú misma, es difícil imaginar que alguien más pueda tenerla.

Los aceites esenciales son medicamentos. Son productos procesados que se utilizan con la intención de alterar lo que ya está ocurriendo. Huelen bien, tienen nombres divertidos y son fáciles de conseguir. Se pueden comprar en fiestas, pero eso no significa que sean benignos. Más bien son sustancias potentes que merecen respeto y cuidado. Muchos hospitales deben registrar su uso en el parto. Por estas razones, debe evitarse el uso de aceites esenciales como doula *sin formación*. Algunos dirían que es razón suficiente para que las doulas los dejen siempre de lado.

Uno de los principios básicos para casi cualquier doula es que la parturienta debe ser libre de tomar sus propias decisiones y el papel de la doula es apoyarla plenamente en esas decisiones. Incluir aceites esenciales y/o aromaterapia como parte de la práctica puede ser una de esas opciones, si sabes lo que estás haciendo. Parece tan sencillo combinar un aroma con un ejercicio de relajación durante el embarazo para condicionar a la usuaria a relajarse al oler el mismo aroma en el trabajo de parto temprano o activo. Sin embargo, si quieres utilizar esta poderosa herramienta, tienes que asumir toda la responsabilidad. Para mí, eso significa informar a tu clienta de todos los riesgos de utilizar la terapia con aceites esenciales, así como de los beneficios, y hacer que tu clienta lo reconozca por escrito.

Los riesgos para la persona embarazada si la doula no está plenamente informada son grandes. No son "seguros" para todo el mundo y cualquier sitio web que haga esa afirmación está equivocado. Según una doula, puedes ser procesada si se produce una consecuencia negativa, dependiendo de cómo esté redactada la legislación de tu estado. Ella sugiere que la forma de protegerse a sí misma y a su clienta es emparejarse con un aromaterapeuta certificado y pedirle que haga las recomendaciones. Después, la doula sigue lo que la madre quiere hacer basándose en la consulta. Los riesgos para nuestra *profesión* son aún mayores, porque las doulas están en una posición provisional en muchas comunidades y una mancha negra contra una doula que cause daño a una madre puede empañar fácilmente la reputación de las doulas en general. No quiero ser alarmista, pero nuestra posición es precaria en algunas comunidades. Suelo pensar que las doulas más novatas no tienen en cuenta cómo sus acciones afectan a todos los demás. Ahora vivimos en un mundo global. Esto significa que tienes una responsabilidad con otras doulas y con nuestra profesión una vez que empiezas a usar el título de "doula".

En estos días realmente no hay excusa para el uso de aceites esenciales sin haber hecho un curso de alta calidad y participar en las discusiones en curso con otros que utilizan aceites dérmicamente y como aromaterapia. Birth Arts International ofrece un curso autodidáctico específico para doulas. Como con todas las cosas, si el curso es ofrecido por alguien que también te está vendiendo una marca específica de productos, las ventas pueden ser su principal motivación. Es posible que no recibas información objetiva de ellos y que no tengan la amplitud de experiencia que te gustaría en un instructor sobre su uso durante el embarazo, el parto y el posparto.

Algunas organizaciones de certificación de doulas prohíben el uso de aceites esenciales o aromaterapia, por considerar que son medicamentos. Otras abogan por que las doulas interesadas reciban educación formal o certificación para poder utilizarlos adecuadamente y seguir una norma de práctica de la aromaterapia. Otros no tienen opinión al respecto. [2] Esto confunde a la doula promedio que solo quiere ayudar a sus clientas. Cuanto mejor comprendamos de qué trata realmente el debate, filosófica, educativa y profesionalmente, mejor podremos apoyarnos mutuamente para encontrar nuestras propias acciones correctas.

Nota: En aras de la transparencia, he utilizado aceites esenciales en varias ocasiones, sobre todo en mi perro cuando estaba muriendo de un cáncer intratable. Me ponía guantes y cubrebocas dos veces al día y le aplicaba los aceites en varios lugares del cuerpo. El veterinario, el asesor de aceites y yo estamos convencidos de que su aplicación le hizo sentirse más cómodo, estimulando su apetito, minimizando su malestar y alargando su vida. En segundo lugar, mi cuerpo no responde positivamente a los aceites esenciales. Hay muy pocos que no me irriten la piel o me provoquen otros síntomas desagradables, incluyendo migrañas. Sin embargo, tengo amigas íntimas y conozco parteras que llevan mucho tiempo utilizándolos en sus prácticas profesionales con personas y animales. Todos ellos han cursado estudios formales para adquirir los conocimientos necesarios para utilizarlos de forma adecuada y segura. Gracias a estas experiencias, siento un gran respeto por el poder de los aceites esenciales.

*Gracias a Gena Kirby y Lesley Everest que me enseñaron esta frase.

[1] http://www.agoraindex.org/Frag_Dem/eosafety.html
     https://www.naha.org/explore-aromatherapy/safety/

[2] En agosto de 2017, Kim James, propietario de
     www.doulamatch.net contó 67 organizaciones de for-
     mación para doulas.

Qué significa ser una doula de parto profesional

ay una línea divisoria entre las doulas que son profesionales, que son doulas como fuente de sustento y pilar de sus vidas junto a la familia y a sí mismas, y otras mujeres que hacen de doula ocasionalmente. No todas las doulas son profesionales ni eso es un objetivo para todas las doulas. Hay un lugar para todo tipo de doulas y las necesitamos a todas si queremos recuperar nuestra comprensión del parto como algo importante en la vida de las personas. Lo perdimos en el siglo pasado y cursar una formación de doula o ser doula para amigos y familiares es una manera de recuperarlo.

Ser profesional no disminuye el valor espiritual que encontramos en nuestro trabajo o el hecho de que muchas de nosotras lo encontramos como una vocación. Seríamos menos de alguna manera si no pudiéramos ser doulas. Tenemos la alegría de estar en una situación de la vida que nos permite hacer el trabajo que nos apasiona, cambiar el mundo para otra familia y generar ingresos al mismo tiempo.

En mis escritos, utilizo con frecuencia el término «doula profesional». Aparece en muchos sitios web, incluso en los nombres de organizaciones internacionales. Pero nadie ha definido realmente cómo se aplica a nuestra profesión. Así que analicé los datos de mis 60 entrevistas con doulas, filtrado a través de lo que estaba leyendo en las redes sociales, y leí varios libros sobre la profesionalidad. Esto es lo que he encontrado para describir la identidad interna y los comportamientos exhibidos por las doulas que se consideran profesionales. También me gustaría introducir el término «profesional emergente», para representar a las doulas que están creciendo para cumplir con los estándares profesionales. Entonces, ¿qué significa ser una doula profesional hoy en día?

1. Ser profesional significa que has culminado la educación y la formación para adquirir los conocimientos necesarios y habilidades reconocidas por otros en tu profesión. Gran parte de la educación para doulas está basada en el autoestudio, la lectura de libros y completar las tareas, combinado con tomar un taller y el uso de habilidades prácticas correctamente. La formación puede incluir el trabajo con un mentor y la formación en el puesto de trabajo sin ningún tipo de supervisión. La mejora proviene de la valoración de nuestras experiencias y de las evaluaciones de clientes, enfermeras, parteras y médicos.

2. Ser profesional significa que has adquirido conocimientos expertos y especializados. Esto va más allá de aprender un doble apretón de caderas en un taller. Significa dar sentido a las necesidades contradictorias de las personas en la sala de partos; intuir cuándo hablar y cuándo callar; cómo hablar con un médico sobre una paciente con antecedentes de abuso sexual; cómo preparar una sentadilla con epidural; entre otros. La competencia y la confianza crecen en los ámbitos interpersonal y de apoyo al parto. Cualquier servicio adicional que ofrezcas a las clientas significa que tienes estudios adicionales, experiencia y, posiblemente, tutoría o certificación para utilizarlo adecuadamente.

3. Ser profesional significa que recibes algo a cambio de tus servicios. Para muchas de nosotras eso es dinero o bienes de trueque. Sin embargo, hay doulas que reciben estipendios que les prohíben recibir dinero por los servicios prestados. En su lugar, pueden solicitar que se haga un donativo a una organización. Si cumplen los demás

requisitos de profesionalidad, cobrar dinero no debería ser el único criterio que les impida hacerlo.

4. Ser profesional significa que comercializas tus servicios y buscas clientes que antes no conocías. Considera el ser una doula como un negocio.

5. Ser profesional significa que te atienes a las normas de conducta más elevadas de tu profesión. Intentas capacitar a tus clientas y no hablar por ellas. Proporcionas información, pero te abstienes de dar consejos. Haces recomendaciones de posturas y medidas de comodidad que redundan en beneficio de tu clienta. Tu apoyo emocional es inquebrantable y gratuito. Tu objetivo es mejorar la comunicación y la conexión entre ella y sus cuidadores. Tratas de satisfacer los intereses de tu clienta tal como ella los define. Varias organizaciones de doulas han redactado un código ético y/o un ámbito de práctica acorde con sus valores. Exigen que cualquier doula que se certifique con ellas los respete, pero firmar un papel y actuar de acuerdo con esas normas son dos cosas distintas. Incluso los valores que representan las distintas organizaciones son diferentes. Mantener los estándares más elevados se demuestra en *cómo te comportas*.

6. Ser profesional significa que pones a tu clienta en primer lugar. Cuando te comprometes a estar ahí, estás ahí. Si te enfermas o tienes una emergencia familiar, hay otro profesional que puede sustituirte sin problemas. Mantienes la confidencialidad de la información y el historial de tu clienta. Confidencialidad significa no publicar nada específico o preciso en ninguna red social. Tu responsabilidad ante sus necesidades tiene prioridad sobre la tuya propia.

7. Ser profesional significa que cultivas relaciones positivas con otros profesionales perinatales siempre que sea posible. Respetas su punto de vista aunque difiera del tuyo. Intentas aumentar tus habilidades de comunicación y comprender las diferentes perspectivas culturales. Mantienes la confidencialidad y la privacidad de tus experiencias con ellos. Aprendes de los errores del pasado.

8. Ser profesional significa que tienes experiencia con una amplia variedad de partos y que confías en tu capacidad para manejar casi cualquier cosa que se presente. Otras doulas profesionales te respetan y te recomiendan. Ten en cuenta que no he incluido el número de partos. Debido a las experiencias vitales y profesionales, algunas doulas llegarán a este punto antes que otras.

9. Ser profesional significa que buscas y te comprometes a obtener una certificación de doula que promueva el máximo empoderamiento de la clienta utilizando habilidades no clínicas y que valore y promueva la comunicación entre la clienta y el profesional médico. Este papel requiere una formación adicional antes de ofrecer habilidades no clínicas adicionales. La certificación significa que se te aplican normas que las personas ajenas a tu profesión pueden leer y comprender. No estar certificada significa que no hay expectativas establecidas para el comportamiento de esa doula. Algunas organizaciones de formación de doulas tienen normas de certificación muy laxas, sin comportamientos específicos, solo actitudes generales. La certificación con normas de comportamiento que puedan evaluar si la doula actuó conforme a esas normas es importante para fomentar la profesionalidad del trabajo de doula de partos fuera de nuestras esferas individuales. Significa que una doula es responsable ante alguien más allá de ella misma y de su clienta individual. (En otras palabras, la certificación en el *contexto de la profesionalidad* no trata

de ti, sino de cómo afecta a la percepción que otras personas tienen de ti Y de nuestra profesión en su conjunto). Dicho esto, no todas las doulas disponen de una certificación como esta.

10. Ser profesional significa que intentas mejorar tu profesión participando en organizaciones, representando a tu profesión en actos sociales y ayudando a las doulas principiantes a mejorar sus servicios. Equilibras tus propios deseos y necesidades con las acciones que fomentan la profesión de doula, como la certificación. Sabes que cuando mejoras (aumentas tus habilidades, conocimientos e integridad), mejoras el entorno de trabajo de *todas* las doulas de parto.

11. Ser profesional significa que tienes integridad personal. Integridad significa que tus valores, lo que dices y cómo te comportas son congruentes entre sí. Sullivan escribió:

«La integridad nunca es algo dado, sino siempre una búsqueda que debe renovarse y remodelarse con el tiempo. Exige una considerable autoconciencia y autodominio individuales... La integridad de la vocación exige la combinación equilibrada de la autonomía individual con la integración en sus fines compartidos. Los talentos individuales deben combinarse con las mejores normas comunes de actuación, mientras que el individuo debe ejercer su juicio personal en cuanto a la correcta aplicación de estas normas comunales de forma responsable». [p. 220]

«La integridad solo puede lograrse en condiciones de imperativos contrapuestos. A menos que te debatas entre tus deberes de abogado como celoso defensor de tu cliente y tus responsabilidades comunitarias como funcionario del tribunal, no podrás lograr la integridad. A menos que te enfrentes a las tensiones inherentes al ejercicio de cualquier profesión,

no se dan las condiciones para la integridad: "La integridad no es algo dado…"».

En el contexto de una doula, esto significa que cuando estás en la sala de partos intentando averiguar qué es lo correcto y luchando con ello, estás sufriendo una crisis de integridad. «¿Le digo algo al profesional médico o mantengo la boca cerrada? ¿Han dicho algo los padres por su cuenta? ¿Dejo que pase y les ayudo después?». ¿Qué valor tiene prioridad: el empoderamiento de la clienta o permitir que se produzca una intervención que puede afectar al curso del parto? ¿Cómo cambiará cada acción potencial mi relación con el profesional médico? Situaciones como estas son verdaderas pruebas de integridad que requieren que jerarquicemos nuestros valores de lo que es más importante.

Sullivan, William M. (2nd ed. 2005). *Work and Integrity: The Crisis and Promise of Professionalism in America.* Jossey Bass.

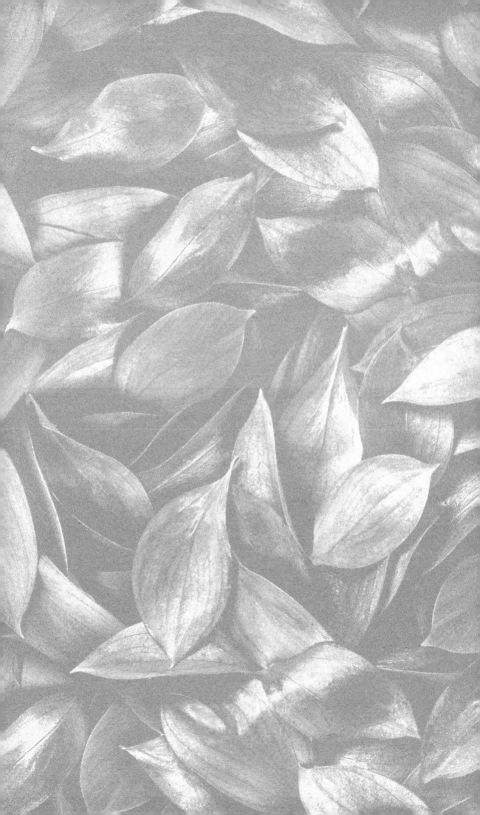

Clientas

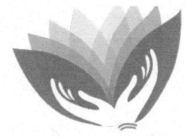

Por qué las madres eligen a una doula en particular

///////////////////////////////

Supongamos que eres mujer, tienes un problema y necesitas consejo. Explicar la situación requerirá cierta autodivulgación y revelar información personal. Estás en una reunión con mujeres a las que no conoces de nada. El consejo que necesitas no puede esperar, así que tendrás que optar por revelar tu problema a una de las mujeres presentes. A medida que transcurre el día tienes la oportunidad de observar e interactuar con todas. Cuando hagas tu elección, ¿en qué te basarás? ¿En las cualidades intelectuales o el currículum de la persona? ¿O en la mujer con la que te sientes lo suficientemente cómoda para revelar tus sentimientos y tu dilema? Si eres como la mayoría de las mujeres, será la persona con la que te sientas más segura.

Lo mismo ocurre con la forma en que una madre elige a su doula. Se basa en su intuición: con quién puede estar desnuda, porque lo estará. Con quién siente que puede aceptar sus miedos y su estilo de vida, porque ese es nuestro papel. Todos estos atributos se deben a *quién es la madre*: lo que intuye que es adecuado para ella, en lo que nosotras, como doulas, no podemos influir en absoluto. **La intuición de una mujer sobre qué doula es la adecuada para ella tiene más que ver con quién es esa mujer que con quiénes somos nosotras.**

Puede que esa madre necesite una madre, una hermana o una nueva amiga que sepa mucho sobre el parto. Puede que necesite a alguien a quien pueda decir «no» con seguridad. Pero sea lo que sea lo que necesita, elegir una doula es una decisión emocional, no intelectual. Las madres dicen: «Me sentí bien». «Me sentía segura con ella». «Sabía que era la indicada». «Me gustaba otra doula, pero no estaba segura. Entonces conocí a nuestra doula y algo encajó». «Aunque sobre el papel no parecía tan buena como las demás, conectamos y eso fue todo».

Las doulas eficaces son cuidadoras y saben escuchar. En una interacción inicial, estas son las cualidades que atraen a alguien hacia ti. Después, todo consiste en anticiparse a las necesidades de la madre y satisfacerlas, y aún no sabemos cuáles son. Puede que ni siquiera sea capaz de expresarlas con palabras, pero eso no significa que su cerebro no las esté comunicando en algún nivel. A menudo, el cerebro envía información emocional a las terminaciones nerviosas del aparato digestivo[1] y su intuición sobre quién es adecuado para ella no es más que eso.

A menudo me encuentro tranquilizando a las nuevas doulas sobre la captación de clientas. No se trata de la mejor página web ni del número de talleres a los que hayas asistido. No importa si tú misma has dado a luz. Los padres eligen a las doulas basándose en varios criterios. Sí, el costo y la experiencia cuentan. A algunos padres les gustan las páginas web llamativas con fotos profesionales, pero las madres suelen buscar a alguien con quien puedan tener una relación íntima.

Por eso creo que la competencia entre doulas es innecesaria. Es más importante ser tú misma y trabajar para desarrollar tus habilidades interpersonales y una actitud sin prejuicios. Cuando competimos con otras doulas de nuestra comunidad, podemos disminuir las oportunidades que tenemos todas de conseguir clientas. Cuando nos unimos para promover el apoyo a las doulas y celebramos actos inclusivos como "Conoce a la doula", enviamos un mensaje positivo de cooperación a otros profesionales del parto y a posibles clientas.

[1]   http://www.scientificamerican.com/article.
      cfm?id=gut-second-brain

Por qué no compartir tu historia de parto

Una parte importante de nuestra eficacia como doulas consiste en ser nuestro verdadero yo, sin revelar mucha información sobre nuestras vidas. Somos más eficaces como doulas de nuestras clientas cuando podemos ser quien ella necesite que seamos. Cuanto menos sepan de nosotras, más fácil será. Somos libres de moldearnos en torno a nuestra clienta y su familia. Una buena doula tiene mucho más que ver con quiénes somos en el momento presente con nuestras clientas que con nuestras elecciones de estilo de vida o nuestra historia personal.

La forma más fácil de empezar es establecer unos buenos límites profesionales y no incluir detalles personales que no sean importantes para tu relación doula-clienta. Por ejemplo, no celebrar las reuniones en tu casa, sino en la de la clienta o en un lugar neutral. Lo que haga tu pareja o los intereses de tus hijos, o incluso tus normas de limpieza, no tienen nada que ver con tu capacidad para ser una buena doula. Sin embargo, tu clienta embarazada tendrá en cuenta esa información a la hora de evaluarte a ti y tus capacidades para ayudar a su familia. Así que mi recomendación es que lo elimines de la ecuación.

La realización de mi tesis e investigación doctoral me reforzó en la idea de que no es buena idea compartir tus propias historias de embarazo y parto con tus clientas. Ninguna de mis clientas tiene ni idea de cómo fueron mis partos ni de las decisiones que tomé. Es completamente irrelevante y se interpone en su camino para dejarme entrar. Las clientas embarazadas pueden ser muy críticas consigo mismas. Pueden compararse con otras para averiguar si sus propias decisiones son "mejores" o "peores". Nuestras clientas lo hacen, a veces cuando les contamos la historia o más tarde, durante el parto, cuando toman sus propias decisiones. Como doulas, nuestras clientas nos consideran expertas, por lo que nuestras decisiones tienen más peso para ellas. Muchas doulas han visto a una parturienta dirigirse a ellas y sollozar: «¿Qué pensarás de mí si hago esto?». Así que guardo silencio sobre mi propio trayecto.

Esto puede ser un dilema para las doulas que también son educadoras de preparación para el parto. Hablar sobre los partos en un entorno educativo tiene un propósito diferente: «Aprender de lo que sé». Las educadoras de preparación para el parto también tienen más libertad para defender determinadas opciones. Cuando se contrata a una educadora de preparación para el parto como doula, tiene que estar preparada para tratar este tema directamente y ser más consciente del impacto potencial sobre la madre durante el parto. Esto me lo dijeron todas las madres que contrataron a una educadora de preparación para el parto como doula en mi estudio: «Me preguntaba qué estaría pensando de mí».

Como doula, cuando una madre me pregunta: «*¿Cómo fueron tus partos?*», redirijo la conversación. Para las doulas que no han dado a luz, «*¿Qué harías tú?*» es la misma pregunta. «*Cuéntame más sobre por qué te gustaría saberlo*». Puede ser que esté interesada en conocerme mejor; entonces es fácil redirigir a otro tema para crear intimidad. Puede que esté intentando resolver un dilema. En ese caso, puedo ofrecer más información o más apoyo emocional. En cualquier caso, preguntar sobre mis partos suele ser metafórico; es una pregunta que indica que mi clienta busca atención. Sus necesidades subyacentes se satisfarán mejor de otras formas que hablando de mis partos. En nuestras propias cabezas tenemos que entender que la pregunta sobre nuestros partos puede que no sea en absoluto sobre nuestros partos. Es un indicador de que existe una necesidad y mi clienta no está segura de cómo expresarla. Nuestro trabajo consiste en averiguar cuál es y cómo satisfacerla.

No estoy defendiendo que nunca digas nada: ¡hay muy pocas cosas que sean absolutas en la guía de las doulas! A veces es muy sencillo. «¿Tuviste un parto largo como el mío?» es solo eso: quieren saber si me he enfrentado al mismo reto. «No, pero he atendido a muchas personas que sí lo tuvieron y les ayudé a superarlo». Respuesta corta más apoyo emocional: no nos estamos deteniendo en nuestras historias, sino satisfaciendo la necesidad subyacente tal como la percibimos. Sin embargo, tenemos que conocer bastante bien a esa persona que está dando a luz y, a veces, seguimos equivocándonos. «Cuéntame más sobre por qué te gustaría saberlo» puede darnos muchísima información valiosa sobre nuestros clientas. Las invita a reflexionar sobre sí mismas y a aprender algo, a veces algo significativo. En lugar de suponer que ya lo sabemos, su respuesta nos dice mucho más sobre cómo podemos satisfacer mejor sus necesidades.

Lo realmente importante es ser consciente de lo que compartes sobre ti misma y asegurarte de que esa información redunda en tu propio interés y en el de tu clienta. Tienes que conocerla bastante bien para poder elegir qué decir. Recuerda que se trata de una relación profesional, no de amistad. Quieres crear intimidad y seguridad, pero te están contratando para un servicio. Basándome en mis investigaciones y en años de experiencia, las personas embarazadas y sus familias quieren ser aceptadas exactamente como son: eso forma parte de tu función de apoyo. Como la gente se compara automáticamente con los demás, debes asegurarte de que la información que compartes mitigue esas comparaciones.

Ahora bien, sé que hay doulas que comparten sus historias personales en sus sitios web: lo consideran honesto y una parte importante de su forma de trabajo como doula. Sin embargo, es probable que atraigan a clientas que estén de acuerdo con sus decisiones o se sientan atraídas por las emociones expresadas en su historia. Esto no es malo, solo limitante. Las personas probablemente eligen por sí mismas si enviar un correo electrónico o llamar basándose en la lectura de la historia. Realmente depende de la doula, del tipo de clientas que quiera atraer y del tipo de consulta que tenga. El mensaje clave que transmito es que seas consciente de tus decisiones sobre lo que compartes, que te des cuenta de que tiene repercusiones ocultas y de que las preguntas de las madres a menudo no son lo que parecen en la superficie.

Estar presente

Una de las entrevistas de investigación con doulas que me influyó profundamente ocurrió en una conferencia de 2004. Aquella mañana, una colega de parto, Sophie*, entró dando zancadas en mi cuarto de hotel con café y su desayuno en un plato. Nos habíamos conocido en 1988 en un retiro para profesionales del parto.

«No creí que te importara que comiera mientras hablábamos», dijo mientras ponía su plato sobre la mesa de cristal. Más tarde, cuando transcribí la entrevista, pude oírla masticar y cortar el pan con un cuchillo y un tenedor en la grabación. Era tan propio de Sophie asumir mi cariñosa aceptación de sus rarezas, igual que ella esperaría aceptar las mías.

Encendí la grabadora. Con su primera historia, Sophie dijo: «Amy, lo más importante que harás no es un doble apretón de caderas. No es saber si se droga. Es estar presente. Estar presente es el 50% de lo que hacemos como doulas».

A medida que avanzaba la entrevista, contó más historias y reflexionó sobre lo que había aprendido. Sophie dijo: «¡Déjame cambiarlo! Estar presente es el 75 % de lo que hacemos como doulas».

Al final de las dos horas de entrevista, volvió a cambiar de opinión.

«¡Es el 99% de lo que hacemos como doulas! El resto son tonterías. Estar presente para ella, eso es lo que cuenta».

Estar presente es un enfoque sin prejuicios y una serie de acciones continuadas en el tiempo que apoyan a la madre de todo corazón, incluso cuando los demás no son capaces de aceptar o apoyar las necesidades de la madre (Gilliland, 2004).

En mi investigación, las doulas que habían atendido cien o más partos solían contar historias sobre este profundo nivel de aceptación, o lo que Sophie denominaba «estar presente», como el servicio más importante y significativo que puede ofrecer la doula. Muchas doulas competentes y expertas mencionaron la necesidad de aceptar a las madres independientemente de lo que sientan o hagan, y de creerles cuando dicen que quieren algo, aunque sea distinto de sus deseos declarados antes del parto. He aquí el extracto de mi entrevista original con Sophie:

«En mi vida siempre hay compromiso, siempre hay negociación, siempre hay otras personas en mente. Debo tener en cuenta a los demás. Así que creo que cuando alguien estar presente para mí al cien por cien, me apoya al cien por cien, escucha todo lo que tengo que decir y lo amplifica, eso es lo que yo entiendo por *estar presente*. Para mí, ese es el mayor regalo. Eso es. Creo que eso es el 99%. Subo a noventa y nueve. [Se ríe sinceramente]. Creo que eso es enorme, de verdad que sí. Porque creo que muy pocas mujeres llegan a tener eso».

Las mujeres tienen que ceder con todo el mundo en su vida. Tienen que ceder por sus parejas, por sus hijos, por sus mascotas, por sus padres, jefes y un largo etcétera. **Las mujeres no deberían tener que ceder por su doula en su propio parto.** En lugar de eso, nuestro papel es estar presentes y atentas al momento y hacerlo durante horas y horas, respondiendo a sus necesidades para que ella tenga libertad para dar a luz. Lo que ella dice que quiere, aunque sea sorprendente, no está ahí para ser cuestionado. Explorado y confirmado, sí, pero no cuestionado. Además, cuando las mujeres sientan que todo lo que hagan o digan o cómo se comporten será aceptable para su doula, se sentirán libres para entrar de lleno en su experiencia de dar a luz a su bebé.

¿Qué aspecto tiene eso? Digamos que estoy en un parto, con una madre que previamente se había mostrado inflexible en cuanto a no utilizar analgésicos. Me mira y, por la razón que sea, dice: «Creo que quiero la epidural». El proceso de pensamiento de "estar presente" de la doula me impulsa a considerar a la mamá y preguntarme: «¿Qué puedo hacer para apoyarla mejor en este momento?». La actitud de la doula debe ser de desprendimiento afectuoso. Si nos obsesionamos con que nuestras clientas hagan las cosas de una determinada manera o con que ocurran determinadas cosas, la experiencia se convierte en algo que nos concierne a nosotras y no a ellas. Las doulas eficaces tienen que encontrar la forma de ser cariñosas y afectuosas con la mujer y su familia íntima, sin apegarse a lo que hace, a cómo toma las decisiones o a las elecciones que hace. Es esencial para nuestra propia salud mental, pero también para nuestra eficacia como apoyo en el parto.

¿Qué le digo a esa madre? «¿Quieres que hablemos más de ello, que intentemos otra cosa primero o quieres que llame a la enfermera?». Si dice que llame a la enfermera, ya está. Yo estoy ahí para apoyar a la parturienta, no su plan de parto.

Pero la realidad para nosotras es que QUEREMOS cosas para nuestras clientas, QUEREMOS que tengan partos estupendos y SÍ nos encariñamos. Lo que me ayuda es comprender que el parto es su viaje; ella es la líder, ella me indica la ruta. Si creo que está tomando un camino "equivocado", soy yo la que está comparando su viaje con uno idealizado que tengo en la cabeza. Sé que el parto influye en el curso de la vida de las mujeres para siempre. ¿Quién soy yo para juzgar qué es lo mejor? No conozco su camino. Cuando puedo decir eso dentro de mí y realmente asumirlo, soy mucho más libre para apoyar a una gran variedad de mujeres que toman una gran variedad de decisiones y para *estar presente* para ellas de verdad.

*no es su nombre verdadero

Gilliland, A.L. (2004) Effective labor support by doulas. In *Human development and family studies*, Vol. Tesis de maestría. University of Wisconsin-Madison, Madison, pp. 276.

El arte de acompañar el parto

El acompañamiento del parto es el proceso de estar presente con una persona mientras está dando a luz; no requiere tu atención directa, pero sí que estés atenta. En otras palabras, el parto va bien, pero la doula realmente no tiene nada que hacer, salvo situarse en el círculo exterior y esperar. Las situaciones habituales para el acompañamiento del parto son el parto prematuro, las primeras horas de una inducción, cuando la persona está descansando con una epidural o cuando se turna con otro miembro del equipo de parto.

Una buena sesión de acompañamiento de parto significa que la doula parece ocupada pero interrumpible. La persona que está de parto no se siente presionada por tu presencia para avanzar más en el parto o para hacer algo distinto de lo que está haciendo. Al mismo tiempo, se siente tu presencia, sabiendo que estás disponible si te necesita. A menudo, el acompañamiento del parto tiene lugar en la misma habitación. El acompañamiento eficaz del parto es un proceso activo, no pasivo. Puede parecer que estamos sentadas en el sofá trabajando en un proyectillo, pero una buena doula es mucho más consciente de lo que ocurre de lo que parece.

Entonces, ¿cómo se consigue este equilibrio? A lo largo de los años, mediante ensayo y error (haciéndolo mal y por accidente haciéndolo bien y luego repitiéndolo), he encontrado mi camino hacia un acompañamiento eficaz del parto. Hago bordados. Si estuviera leyendo un libro o mirando la pantalla del teléfono, parecería que estoy ocupada con lo que hago. Mi atención estaría centrada en el libro o en el teléfono. Alguien podría sentir que me interrumpe si me habla. Si solo estoy sentada, la gente podría sentirse mal porque solo estoy sentada en la silla sin hacer nada. Podrían sentirse presionados porque mis habilidades aún no están en uso. Si estoy sentada en el sofá haciendo bordados*, mi mente está en la habitación con ellos, pero estoy felizmente ocupada.

Una vez me llamó un padre diciendo que se estaba preparando con su pareja para ir al hospital. Aún no habían hecho la maleta, así que él iba deprisa por la casa. Sus contracciones duraban entre 4 y 5 minutos, sin que apareciera sangre. Se estaba relajando en la bañera y lo llevaba bien. A través de nuestra conversación me hice a la idea de que papá estaba ansioso. Supuse que quería ir al hospital porque eso aliviaría su ansiedad. Como todos hemos aprendido en la televisión, cuando vas al hospital el bebé sale. Aunque se trata de una creencia irracional, es la forma en que nuestra cultura nos ha entrenado.

Me ofrecí a ir y ayudar. Cuando llegué, su pareja embarazada acababa de salir de la bañera y me dedicó una gran sonrisa. Mi evaluación del parto como doula fue que no era el momento de ir al hospital. Le pregunté qué prefería y me dijo que no estaba preparada para ir (ella es quien decide, no yo). Hablamos un poco y fui a sentarme en el sofá y saqué mis materiales para bordar. No dije nada, pero al cabo de un rato papá pareció calmarse. Charlamos y su ritmo furioso de agarrar objetos domésticos y ponerlos en un montón ralentizó. Empezó a prestar más atención a su pareja. El mensaje que recibió de mi comportamiento fue: «Amy está tranquila, así que no debe haber prisa». Cuando tenía una contracción, me paraba y respiraba con ella, mirándola desde el otro lado de la habitación. Esta observación visual también forma parte de un acompañamiento eficaz del parto: si ella me mirara, vería que estaba atenta y disponible. A su debido tiempo fuimos al hospital; ambos estaban tranquilos y tomaron la decisión de que estaban preparadas.

Otro momento en el que las habilidades para acompañar el parto resultan útiles es al principio de una inducción. Hay muchas ansiedades que calmar y muchas decisiones que se toman en esas primeras horas que tienen repercusiones posteriores. Si estoy presente, puedo recordarles sus decisiones, asegurarme de que se responde a sus preguntas y calmarlas. Creo una atmósfera en la habitación para que sea su espacio. Puedo aumentar el nivel de conexión entre mi clienta y la enfermera, el médico residente y el médico responsable. Si no estoy allí, esas cosas no suelen ocurrir. Este es otro momento para hablar de los métodos de inducción y de las preocupaciones de los padres. A menudo es más fácil abogar por utilizar la ducha o la bañera o poner un goteo de pitocina más lento y gradual antes de administrar cualquier intervención. Los padres pueden obtener la aprobación de un plan para volver a casa en determinadas condiciones. Lo que he descubierto más a menudo es que una persona embarazada puede plantear estas cosas y luego los proveedores de atención médica explican por qué no lo harán así. Pero a la larga, mi clienta ha explorado sus opciones en la medida en que quería hacerlo. Además, el proveedor de atención médica y mi clienta han hablado y comprenden mutuamente sus preocupaciones y preferencias. La enfermera ha escuchado a la clienta y puede dar otras sugerencias adecuadas de apoyo o intervención en el parto.

Por supuesto, discutir las opciones son unos quince minutos de tres horas durante el acompañamiento del parto. Aunque no se produzca ninguna de estas discusiones, tu clienta puede tener otros miedos en la cabeza y otras decisiones que tomar. Nunca me ha parecido que *NO* estar presente al principio de una inducción nos aportara nada a mis clientas o a mí. A veces, con una inducción con pitocina, los padres quieren que me vaya un rato. Me parece bien y acordamos consultarnos verbalmente, no con un mensaje de texto, cada una o dos horas. Si quieren privacidad con una inducción de misoprostol, me quedo inmediatamente fuera de la habitación o vuelvo cada 15-20 minutos. Esas contracciones intensas pueden empezar sin previo aviso y es posible que la pareja o la enfermera no puedan ponerse en contacto conmigo.

El acompañamiento del parto es un arte creativo. Requiere comprender a las personas implicadas, ser capaz de prever posibles futuros y una presencia empática y compasiva. No es un proceso pasivo: *no* esperas a que ocurra algo y respondes a ello. Por el contrario, influyes en el momento presente. Estás ahí, atenta, consciente y disponible. La gente se deja guiar por tu comportamiento y tu presencia. Gracias al acompañamiento activo y compasivo del parto, este suele desarrollarse de forma diferente.

Algunas doulas bordan o tejen a ganchillo algo para el bebé o hacen gorros de encaje con pañuelo. Si tejes, es preferible que utilices agujas que no suene.

Por qué debes dejar las manos quietas

╱╱╱╱╱╱╱╱╱╱╱╱╱╱╱╱╱╱╱╱╱╱╱╱╱╱╱╱╱

Respuesta: «Exámenes vaginales». Pregunta de Jeopardy: «¿Qué es una cosa que no hace una doula?». La mayoría de nosotras escuchamos estas razones en nuestras formaciones para doulas: las doulas no tienen experiencia en ello; introduce gérmenes; es un diagnóstico médico (responsabilidad civil); o que «enturbia las aguas» entre el papel de la doula y el de otros profesionales médicos. Hay doulas y otros profesionales del parto que creen que hacer exámenes vaginales en casa al principio del parto es una ventaja. Cuando empecé como asistente obstétrica a mediados de los 80, se daba por sentado que algún día ofrecería exámenes vaginales y otras habilidades clínicas. Pensábamos que poder ofrecer más información médica a la embarazada sería una ventaja. Después de años de experiencia personal e investigación, ahora tengo la teoría de que es más empoderador para nuestras clientas y más poderoso para las doulas evitar hacer exámenes vaginales. He aquí por qué:

1. ¡Todo el mundo quiere meter los dedos en la vagina de nuestra clienta! Las enfermeras de triaje, médicos, residentes, parteras, estudiantes de obstetricia, estudiantes de enfermería, lo que sea. A pesar de que una revisión cervical puede parecer útil cuando se trata de calibrar cuándo ir de casa al hospital, hacer exámenes vaginales no me ayuda a ser una mejor doula. Simplemente me convierto en otra persona que entra en los espacios privados del cuerpo de una persona embarazada.

2. Hacerlo cambia el equilibrio de poder en la relación clienta-doula, que deja de ser un acto de servicio. Como doula, mi papel es empoderar

y apoyar a esta persona al cien por cien. Si quiere algo, le ayudo a conseguirlo; si no quiere algo, le ayudo a decir «no». Mi papel es ayudar a mis clientas a creer en sí mismas. Como doula profesional, no tengo otra agenda que apoyarlas a ellas y a sus seres queridos. Como personas, somos iguales y yo estoy ahí para servirles en el parto.

Una vez que meto la mano en sus cuerpos, dejamos de ser iguales; ellas no meten la mano en mi vagina. Los papeles sociales entre nosotras han cambiado. En su mente ha cambiado quién soy simbólicamente. Antes estaba allí para servirles y ahora las he tocado íntimamente y he evaluado su cuerpo. Esto cambia el equilibrio de poder entre nosotras, de modo que yo tengo más poder que ellas: tengo un conocimiento personal y privado de su cuerpo que ellas no tienen del mío (y muy probablemente nunca lo tendrán). Nuestra relación de apoyo ya no es la misma.

3. Con ese acto, el papel de la doula pasa de ser de apoyo a ser de evaluación. Estoy juzgando su cuerpo. Les estoy dando información sobre ellas mismas que no creemos que tengan de otra manera. Les comunico sutilmente que no confío en que sepan en qué momento del parto se encuentran. Su conocimiento intuitivo de su propio cuerpo y del trabajo de parto no es lo suficientemente bueno: necesitamos comprobar el cuello uterino para estar seguros.

4. La doula pierde la oportunidad de empoderar a la madre. Cuando no estás haciendo la evaluación, necesitas confiar en los mensajes internos de la madre. Vive en su propio cuerpo, por el amor de Dios, algo que la mayoría de la gente tiende a olvidar. Puedes llamarlo intuición o receptividad a las sutiles señales nerviosas que percibe el cerebro. La madre tiene acceso a lo que ocurre en su cuerpo y, como doula, puedo ayudarla a escuchar esos mensajes. Si podemos ayudarla a identificar lo que experimenta y siente, podrá discernir

por sí misma lo que quiere hacer. Cuando modelamos desde el principio: «Es tu cuerpo, ¿qué sientes? ¿Qué quieres hacer?», se inicia un patrón que puede continuar durante todo el parto.

5. No depender de los exámenes vaginales significa que la doula perfecciona otras habilidades de observación. Los patrones de respiración, los cambios en el color de la piel, los cambios en los cartílagos y los huesos, incluso el habitual espectáculo de sangre y los patrones de contracción pueden indicarnos en qué momento del parto se encuentra la madre. Combinados con sus propios mensajes internos, podemos presentarle información para que ella decida. También podemos observar signos de progreso del parto, deshidratación u otras preocupaciones que podrían llevarnos a pensar que acudir al hospital o al centro de maternidad es una buena idea.

Como doulas, nuestra mera presencia es un esfuerzo por situar a la madre en el centro de su propia experiencia de parto. Nuestro papel de apoyo incondicional no invasivo es único. Nadie más puede ofrecer lo que hace la doula. En lugar de ser una limitación, evitar los exámenes vaginales empodera tanto a la madre como a la doula. ¿Por qué poner eso en peligro cuando el precio puede ser tan alto?

**Habiendo dicho esto, hay algunas clientas que realmente quieren apoyo en el parto en casa que incluye exámenes vaginales. Es por eso que hay monitrices que poseen tanto habilidades clínicas como habilidades de apoyo al parto y están cubiertas por los estándares de atención de obstetricia o enfermería. También hay parteras que enseñan a la pareja íntima de la madre a conocer el cuello uterino durante el embarazo para poder sentir los cambios del parto. Pero las expectativas que se traen a la relación de partera y a la relación de enfermera obstétrica son diferentes que con el apoyo de una doula profesional.

Ser la doula que ella necesita que seas - Cuando es fácil

U no de los conceptos significativos que surgieron de mi investigación sobre las doulas fue el tema permanente de cambiar la forma de ejercer como doula para satisfacer las necesidades de personas diferentes. A primera vista, parece un concepto aparentemente sencillo: madres diferentes tienen necesidades diferentes. Algunas mujeres necesitan una hermana, otras una madre, otras una abuela, otras una nueva amiga conocedora del parto. Como he dicho antes, las mujeres te contratan en función de lo que necesitan, que es un proceso intuitivo. Ella ya intuye que tienes el potencial para satisfacer sus necesidades. Lo que viene después es un proceso de adaptación de las propias habilidades y comunicaciones para satisfacer mejor esas necesidades. Puedes pensar en "ser quien ella necesite que sea" como una descripción de *CÓMO haces de doula* a una madre. Quizá te sientas identificada con las palabras de estas dos doulas:

Doula A: «*Me adaptaré a la energía de la habitación. Me adaptaré a sus estados de ánimo. Adoptaré la música que estén escuchando. Participaré en las conversaciones que mantengan. Preguntaré más sobre su vida porque quiero saber más sobre ellos, puede que rece con ellos. Pero no creo que pierda mi yo interior. Mi yo interior conecta realmente con su yo interior*».

Doula B: «*Se trata de seguir sus señales, captar su energía y relacionarte con ellos de la forma que necesiten. A veces soy una dadora de información y no hago nada práctico porque quieren que eso quede entre ellos. A veces el padre no quiere hacer nada práctico y yo soy totalmente práctica. Y a veces no quieren la información porque tienen toda la información que creen que necesitan en su cabeza. Así que realmente depende totalmente de la pareja».*

Cuando analizaba mis primeras entrevistas con doulas, este concepto surgió espontáneamente. Después, oí describirlo a casi todas las doulas experimentadas. Más tarde, seleccioné pasajes de más de 40 entrevistas y los analicé, agrupando ideas similares. A partir de ahí he podido esbozar este proceso y llegar a comprender que a veces "ser quien ella necesita que seas" es muy satisfactorio y otras veces puede herirte hasta la médula. Primero quiero centrarme en el proceso y en cuándo es fácil ser la doula que ella necesita.

Apoyo emocional, apoyo físico, apoyo informativo y empoderamiento: estas son las cuatro piedras angulares de cómo las doulas apoyan a las madres. La doula percibe lo que la madre y su pareja necesitan y es lo más eficaz posible a la hora de proporcionar una buena atención. Pero es la madre la que da forma a la doula, la que saca de ella lo que lleva dentro para satisfacer sus necesidades. La mayoría de las veces entramos en una sala de partos con curiosidad por saber cómo se desarrollará el parto y sin saber qué se nos exigirá. Simplemente nos dejamos llevar por lo que venga. Dado que adaptamos nuestras habilidades para satisfacer sus necesidades, los padres pueden determinar qué papeles desempeñamos en sus vidas. Nos ponemos a su servicio y ellos eligen cómo quieren que les sirvamos.

Mi investigación mostró varios papeles o necesidades bastante comunes expresados por distintas madres o sus doulas. Las doulas no tuvieron ningún problema con estas funciones. A continuación, distintas doulas describen funciones que son comunes y a las que es fácil adaptarse. A veces las madres quieren que la doula sea la persona que proporcione:

Apoyo informativo y empoderamiento: «*Una madre dijo: "No quiero nada de este rollo hippie. Necesito respuestas. Necesito a alguien que me ayude a hacer las preguntas adecuadas y a reunir información"*».

Orientación contundente: «*Creo que necesitaba tener a una persona fuerte que no se doblegara cuando ella se resistiera y dijera: "Ah, pero estoy tan a gusto así". Necesitaba a alguien que insistiera en que se moviera e hiciera cosas para que el parto fuera más eficaz.*

»*A veces oigo a su pareja decir desde la otra habitación: "[La doula] dijo que tienes que levantarte de la cama y ducharte. Porque ha dicho que te vas a sentir mucho mejor. Así que vamos". Y dos segundos después está en la ducha y mamá dice: "Dios, no puedo creer que no quisiera ducharme; esto es mucho mejor"*».

Fuerza física: «*Ahora mismo probablemente no podría levantar ese televisor, pero en un parto podría sostenerte todo el tiempo que necesitaras. ¡Es increíble! Soy una persona increíblemente fuerte en un parto. Soy ese tipo de doula. Me sentaré en la cama detrás de ella y pujaré con ella. Recogeré sus vómitos. Es decir, conozco doulas que no recogen el vómito. Yo le recojo el vómito. Haré lo que sea. Haré cualquier cosa*».

Presencia reconfortante: «*En cuanto entré por la puerta, su marido salió, se fue a casa, "venían los de la construcción". Estábamos la mujer y yo y me senté allí y le tomé de la mano. Ella estaba sentada en la mecedora y yo me arrodillé frente a ella, y básicamente lo que hice fue alejar a la gente que venía cada 20 minutos más o menos preguntando si quería medicamentos, cosa que nunca quiso aunque lo dejaron a su decisión. Nunca tomó la epidural ni ningún otro medicamento. Puse un cartel en la puerta y dije: "Déjennos en paz". Y entonces, literalmente, lo único que hice fue tomarle la mano a aquella mujer. Ella abría los ojos y me miraba. Y volvía a cerrar los ojos y yo me sentaba allí y le tomaba de la mano. Y ella me dijo después que no podría*

haberlo hecho sin mí. Amy, lo único que hice fue tomarle de la mano. No hice
nada. No hice nada para consolarla. No hice nada».

Aceptación y humor: *«Eran una pareja judía ortodoxa. Así que su*
marido no pudo estar presente en el parto. Pero se sentó detrás de una cortina
y rezó. En un momento dado le dije, como en el Mago de Oz: "¡No hagas
caso al hombre detrás de la cortina!". Y ¡ay, nunca le diría eso a nadie más!».

Dejarla guiar: *«Creía que nos esperaba una larga noche porque estaba*
muy necesitada tan temprano. No parecía que estuviera teniendo respuestas
relacionadas con el afrontamiento de lo que estaba pasando a 1-2 centímetros.
Pero no estaba dispuesta a relajarse y de todas formas no se iba a dormir por
mucho que intentara posicionarla o darle masajes o lo que sea. No se iba a
dormir, así que mejor trabajar. Y en eso estaba. No quería relajarse lo sufi-
ciente como para intentar dormirse, lo que yo creía que beneficiaría su parto,
si se relajaba y se dejaba llevar».

Muchas de estas funciones o necesidades no podían preverse. Aunque
sepamos que se espera que ayudemos con los cambios de postura, lo que
no sabemos es si se resistirá o no a nuestras sugerencias. No sabemos si
simplemente sentarnos con ella será todo lo que necesite o si estaremos
agotadas de caminar, acariciarla, masajearla y levantarla. Aunque siempre
nos esforzamos por seguir el ejemplo de la madre, hay momentos en que
dormir puede ser mejor que la actividad. Pero tenemos que averiguar qué
es más importante: que ella esté al mando o la idea de libro de texto del
descanso. La forma en que damos ánimos también cambia. Cuando una
mujer necesita ser madre o abuela, nuestras respuestas son distintas que
cuando actúa de forma lógica y práctica. Las personas son muy diferentes
entre sí. Una buena doula responde «convirtiéndose en la doula que ella
necesita que seas».

Ser la doula que ella necesita que seas - Cuando es difícil

~~~~~~

A la mayoría de nosotras nos preocupa que las madres no puedan usar la bañera, descansar del monitor fetal, retrasar el pinzamiento del cordón o dar a luz para un PVDC. Debajo de todo esto está la verdad fundamental del trabajo de doula: entramos en la vida de una mujer siendo una guía mientras encuentra su camino a través de uno de los viajes más desafiantes de su vida. Para nuestras clientas, el parto puede ser un reto físico, psicológico, mental y espiritual. Puede estar lleno de ansiedad y mensajes contradictorios de familiares y cuidadores médicos. Como doulas, hemos acordado proporcionar un apoyo que no se vea obstaculizado por la historia pasada o las expectativas futuras. Lo único que deseamos es que sea fiel a sí misma, tal y como ella lo defina. En eso consiste el trabajo de doula.

Algunas clientas nos mantienen a distancia. Otras nos meten en su drama y nos obligan a representar un papel que no habríamos elegido para nosotras mismas. Nos convertimos en lo que necesitan para superar el parto. A veces esto puede resultar incómodo, inesperado y desafiante. Alguna vez has atendido un parto y te has preguntado: *«¿Qué está pasando aquí? ¿Qué espera que haga? No sé cómo manejar esto ni qué decir»*. Lo más probable es que te estés viendo obligada a un papel en el que "ser quien ella necesita que seas" resulta incómodo. A veces es dolorosa la forma en que resultan algunas situaciones, sobre todo cuando la doula no ha hecho nada malo. Esto puede ocurrirle a cualquier doula, sea cual sea su nivel de experiencia, si tiene consultas prenatales o se encuentra con sus clientas durante el parto. Es la parturienta quien elige la profundidad del contacto y el significado de su doula en su vida.

Llegué a estas conclusiones tras analizar docenas de entrevistas de investigación formales y luego comprobar mis ideas informalmente con otras doulas. A continuación, las doulas describen algunas situaciones en las que fue difícil satisfacer las necesidades de la madre.

Miembro de la familia: «*Al principio me dijo que le recordaba a la hermana que nunca tuvo. Sin embargo, ella sí tiene una hermana, así que no sé de qué estaba hablando. Creo que simplemente me asumió como un miembro de su familia. Me veía más como una amiga que como una doula. Me invitaba a su fiesta de cumpleaños y se pasaba por mi casa. "Solo quería ver si estabas en casa", ese tipo de cosas*».

A esta doula la pusieron en el papel de miembro de la familia durante el embarazo de su clienta. Puede ser una situación y un papel incómodos. La doula tenía que averiguar dónde debían estar los límites, pero también tenía que entender si su clienta se sentía sola y qué le pasaba. Es muy difícil establecer un límite cuando ya se ha traspasado, sobre todo si la madre es emocionalmente frágil o está necesitada. Averiguar la respuesta adecuada requiere una buena observación por parte de la doula, además de sofisticadas habilidades de comunicación. Otra posibilidad es que a la doula también le agrade la madre y quiera hacerse amiga. Pero si se hicieran amigas, ¿podría ser una buena doula? Con los amigos uno se implica emocionalmente y hay expectativas futuras.

Invitada de la madre anfitriona: «*Mi clienta me dice: "¿La pasaron bien en mi parto?". Y yo le digo: "¿Que si la pasamos bien en tu parto? ¿Qué sería pasarlo bien en tu parto?". Ella dice: "Bueno, ¿comieron algo? ¿La pasaron bien?". Entonces pensé: "¿Quería hacer de anfitriona? ¿Quería que hiciéramos una fiesta y lo pasáramos bien?". Así que le dije: "Cuando estabas de parto en la otra habitación, nosotras estábamos aquí celebrando una pijamada. Era como un grupo de chicas celebrando una maravillosa pijamada". Y surgió la alegría. "¡Ay, me alegra mucho!¡Tenía tantas esperanzas de que se divirtieran en mi parto!"».*

Aunque la mamá anfitriona es poco frecuente, me la he encontrado unas cuantas veces. Puede tener dificultades para ponerse de parto. Quiere asegurarse de que las personas que le importan están instaladas y disfrutando. ¿Tienen comida? ¿Algo que hacer? ¿Dormirán la siesta? Puede que haya preparado comida para el hospital para complacer a los demás. En lugar de centrarse en sí misma, se preocupa demasiado por lo que ocurre en su entorno. Esta madre necesita paciencia, tranquilidad sobre el estado de sus seres queridos y su doula, y volver a centrarse en el parto. Puede que esté demasiado callada porque no quiere molestar a nadie (parte de su crianza de «ser una buena chica»).

Dadora de permiso: *«Hay muchas personas que necesitan que alguien les diga que recibir algún tipo de ayuda o aceptar alguna intervención o analgésico no es un signo de debilidad. Que alguien les diga: "¿Sabes qué? Una persona realmente fuerte hace lo que sea necesario para hacer su trabajo. Y entiendo que no quisieras una epidural, pero me pregunto si estás en tu límite y te sientes mal por reconocerlo"».*

A veces, una madre rechaza los analgésicos cuando es evidente que está sufriendo, porque se aferra a algún ideal. No se da permiso para cambiar la visión que se había hecho de cómo iba a responder durante el parto. A menudo la tranquilizamos, validamos sus sentimientos y lo replanteamos. Intentamos sutilmente ayudar a la madre a encontrar su propia verdad y tomar su propia decisión. Pero a veces lo que realmente quiere es que su doula le diga que *a ella* le parece bien. Esto puede resultar incómodo para la doula, porque no queremos ese tipo de poder. Recuerda que es *la madre la que busca el permiso de la doula*, no la doula la que se siente en posición de darlo. Nos ha sido asignado, no lo hemos buscado.

Chivo expiatorio: «*La segunda etapa fue muy confusa. En un momento dado, ella dijo algo así como que su madre debía irse. La miré y le dije: "¿Quieres que tu madre se vaya ahora o quieres que se quede?". Y ella dijo: "Pues yo creo que debería irse". Le dije: "Podemos hacer que la enfermera diga algo". Miré al padre y le dije: "Ya la escuchaste. ¿Quieres hablar con la enfermera?". Entonces vino la enfermera y se lo dijeron en voz baja. Yo no dije nada. La enfermera le dijo a la abuela: "¿Por qué no nos tranquilizamos todos y vas a por algo de beber o de comer?". Así que se perdió el parto. Luego, en la consulta posparto, la madre dice: "Nunca dije que quería que mi madre se fuera. Ojalá no le hubieras dicho a la enfermera que le dijera que se fuera". También estaba allí otra doula y se quedó estupefacta. Tras intentar explicarle lo ocurrido desde mi punto de vista, me di cuenta de que debía callarme y disculparme. Básicamente, para que ella, su marido y la madre salieran todos bien parados, tenían que echarme la culpa a mí*».

Por desgracia, he oído más de una versión de esta historia. Es mucho más fácil culpar a la doula que asumir la responsabilidad personal. Todos conocemos a personas que no asumen la responsabilidad de su propio comportamiento. Las personas no dejan de ser quienes son solo porque estén de parto. Como doulas tenemos muy poco poder. También salimos de la vida de esa familia. Así que utilizar a la doula como chivo expiatorio puede ser un mecanismo para que los miembros de la familia vuelvan a sentirse seguros los unos con los otros. Otros ejemplos de chivos expiatorios: La pareja sigue sin implicarse en el apoyo al parto, independientemente de las estrategias que utilice la doula para implicarla. La pareja no muestra iniciativa y se resiste a las insinuaciones de la doula. Entonces se culpa a la doula de que la pareja no se comporte como deseaba. En otro caso, una intervención no resulta favorable. La doula puede oír: «¿Por qué no te aseguraste de que yo supiera que eso podía ocurrir?» o «Deberías haberme dicho que no lo hiciera, para eso te contraté».

Alguien a quien pueda decir «no»: *«No importa lo que le sugieras, ella dice "no". Por ejemplo: "No, no quiero hacer más preguntas. No, no quiero moverme. No, no quiero beber nada. No, no me gusta cómo me tocas"».* Como doulas, a veces nos sentimos frustradas por la contrariedad de la madre y por nuestra incapacidad para complacer a alguien. A veces, esta madre está poniendo a prueba tu apoyo o suplicando que la aceptes. Quiere saber que, por muy obstinada o poco colaboradora que sea, estarás a su lado. Tal vez se haya sentido defraudada en el pasado y necesite realmente la experiencia del apoyo incondicional.

Otra posibilidad es que esta madre sienta que tiene poco poder en su vida cotidiana. Puede que tenga que ceder por los demás y hacer lo que los demás quieren. Sin embargo, en el parto esta mamá tiene permiso para decir «no». Pero puede que solo pueda hacerlo a alguien que no tiene autoridad y donde no habrá consecuencias después. En efecto, contrató tus servicios para poder utilizarte para satisfacer sus necesidades psicológicas. Que en este caso es tener cierto poder sobre otra persona, aunque sus elecciones no la lleven al tipo de experiencia de parto que antes dijo que quería.

Las personas somos criaturas psicológicas complicadas. Cuando entramos en este camino de servicio para ellas, estamos entrando en una relación en la que la madre tiene el control. Esto es necesario para que seamos eficaces como doulas e individualicemos la atención que la gente necesita. Pero no siempre sienta bien estar en los papeles que las personas nos asignan. A veces sentimos que nos han malinterpretado o traicionado de alguna manera. Puede que al final no nos guste mucho este parto.

Esto suele ser sorprendente para las doulas más novatas. No suelen oír sobre este tipo de historias o nunca las han creído realmente. Una doula novata puede pensar: «Si solo hubiera hecho de doula correctamente, entonces no me sentiría inadecuada ni me culparían». Es probable que no digan nada a sus amigas doulas porque piensan que *ellas* están mal, cuando no es cierto. De este modo, nuestro debate sobre el trabajo de doula debe cambiar. Se trata de un trabajo de cuidados que puede implicar una profunda intimidad con nuestras clientas y sus necesidades psicológicas. Nos convertimos en espejos de su yo más profundo. Pero cuando no les gusta lo que ven, pueden decirnos que somos nosotras las que estamos equivocadas. Necesitamos tener compasión por las situaciones difíciles en las que nos encontramos. También necesitamos abrirnos y hablar de estas situaciones con seguridad con nuestros colegas si queremos seguir prestando este valioso e importante servicio.

Nunca debes preguntar sobre abuso o experiencias violentas pasadas

U na de las preguntas más inquietantes que he leído en el formulario de antecedentes personales de una doula es alguna versión de esto: «¿Has sufrido alguna vez abusos o agresiones sexuales, de niña o de adulta?». Aunque comprendo que la doula intenta ser útil, el intento es erróneo en el mejor de los casos y en realidad puede crear problemas y tensiones en la clienta que afecten negativamente la relación doula-clienta. Lo que la doula realmente quiere saber es si hay formas de ayudar a la clienta de forma más eficaz, aunque lo que la clienta quiera pueda parecer extraño o inusual. Hay mejores formas de obtener esa información que no crean más problemas.

Hacer la pregunta pone automáticamente a tu clienta en un aprieto. Tiene que elegir entre ser sincera contigo antes de estar preparada para ello o mentir. El problema de la mayoría de las supervivientes de abusos o agresiones es que el agresor les quitó su poder de elección. Su cuerpo no era suyo, era propiedad del agresor. La única opción de la víctima era someterse o sufrir daños peores si se resistía. Parte de la sanación que ofrecemos consiste en permitir que la clienta lo divulgue si lo desea y cuando sienta la iniciativa. Cuando hacemos la pregunta, es para satisfacer nuestras propias necesidades, aunque sea con la apariencia de buenas intenciones. Si preguntamos, esto podría estimular sus síntomas de TEPT porque estamos invadiendo el día de nuestra clienta con recuerdos que probablemente se esfuerza por evitar. Si nuestra clienta no desea hablar de estos actos, ni siquiera que lo sepamos, su única opción es mentir. Este dilema angustia a nuestra clienta, lo cual no es la intención de la doula. Así que no preguntes.

La verdad es que lo que realmente quieres saber es cómo puedes ayudarles mejor en su parto o posparto. Hay formas de llegar a esa información sin saber exactamente por qué. De hecho, conocer los detalles de la historia no es necesario para ofrecer un apoyo eficaz. A continuación, te ofrecemos dos posibles enfoques para llegar a lo que realmente quieres saber. Asegúrate primero de haber establecido una buena relación con tu clienta. Qué enfoque es mejor utilizar dependerá de la clienta, de la doula y de la situación. La directriz más importante es que queremos que nuestra clienta se sienta capacitada y apoyada durante toda la conversación con nosotras. Algunas personas no quieren que conozcamos su difícil pasado, por lo que cualquier comentario que aluda a él no es útil. Otras sienten que etiquetar su experiencia pasada como traumática y que su doula lo valide es empoderador. Así pues, el enfoque más adecuado varía mucho. En caso de duda, utiliza un enfoque amable y general y deja que la clienta dirija la conversación.

El primer inicio de conversación es amable y más general. Es un enfoque más sencillo que resta importancia al origen de la preferencia.

«Todo el mundo tiene preferencias diferentes sobre cómo le gusta interactuar con la gente. A mí me ayuda conocer las tuyas. No necesito saber por qué y no me parecerán extrañas: estoy acostumbrada a trabajar con todo tipo de personas. [Pausa] Algunas personas quieren que se les pregunte antes de tocarlas. Otras quieren que el personal médico utilice su nombre y no las llamen "mamá" o "cariño". A veces la gente tiene una gran necesidad de intimidad: no quieren que entren extraños en la sala de partos. Podemos poner un cartel diciéndoles que llamen a la puerta y se presenten cuando entren por primera vez, para que no te sorprenda quién está allí. ¿Qué es importante para ti?»

El segundo enfoque es más directo y menciona específicamente el tipo de experiencias a las que aludimos:

«A veces las personas han tenido experiencias en su vida que las han dejado traumatizadas y de las que han tenido que recuperarse. A veces eso implica haber estado en un accidente de tráfico o en una catástrofe natural o haber sufrido agresiones o abusos. Puede haber cosas que otras personas hagan o digan que te hagan asustarte o sobresaltarte al instante o que te traigan malos recuerdos. Solo quiero que sepas que puedo ayudarte mejor cuando tanto los demás como yo sabemos qué cosas evitar decir o hacer y también saber qué hacer si ocurren».

También puedes ofrecer ejemplos:

- *A veces una persona se sobresalta fácilmente y no quiere que la toquen por detrás sin que se lo pregunten primero y esperen una respuesta.*

- *Una persona solo quería estar sola en el baño con la puerta cerrada, mientras que otra tenía que tener gente con ella todo el tiempo, incluso para ir al baño.*

- *Otra no quería que hablaran de ella como si no estuviera allí. Insistía en que utilizaran su nombre y no la llamaran "querida" o "cariño" o "mamá".*

- *A otra le preocupaba que la lactancia le trajera asociaciones negativas con una experiencia pasada relacionada con sus pechos. Esta persona necesitaba ayuda para anclarse en el presente cada vez que el bebé amamantaba en esas primeras semanas.*

- *A otras no les interesan determinadas palabras, como que les digan "relájate".*

Este es el tipo de información que realmente queremos saber como doulas de parto y posparto. Cómo surgieron esas necesidades no es importante. No necesitamos conocer la historia para ser eficaces. En este punto, tu clienta puede elegir contarte la historia. Pero creo que es importante repetir que no necesitas conocer su historia para ayudarla. La revelación debe servir para algo y quieres asegurarte de que no se sienta incómoda más adelante si te la cuenta ahora. Puede ser un buen momento para ir a por un vaso de agua o al baño, para asegurarte de que ha reflexionado un momento sobre su decisión de revelarlo. También está bien que la doula no quiera conocer la historia. La labor de doula es una relación y tú también tienes que cuidar de ti misma. Quizá escuchar su historia de abuso o agresión te resulte desencadenante o perturbador. También puede hacer que te resulte más difícil ser su doula porque ahora estás disgustada por lo que has oído (esto se llama trauma secundario). No pasa nada si pides que la revelación sea mínima o muy general, en lugar de incluir detalles.

En segundo lugar, se calcula que los abusos sexuales en la infancia afectan a una de cada cuatro mujeres [1] en Estados Unidos, y a uno de cada seis hombres [2]. Las agresiones sexuales y las violaciones también son experiencias comunes[3], que afectan directamente al menos al veinte por ciento de la población. Así pues, probablemente estemos mejor como doulas si asumimos un historial de agresión o abuso en lugar de considerarlo excepcional. Eso no significa que todas las personas que han sufrido agresiones o abusos se vean afectadas por ello durante el parto o el posparto. De hecho, algunas personas se sienten aliviadas al comprobar que no tuvo un efecto negativo en esa parte de su vida.

Según mi experiencia, hay dos comportamientos que las doulas novatas tienen más probabilidades de observar y que pueden abordar eficazmente. El primero es la disociación: por alguna razón, la persona en trabajo de parto o posparto ya no parece estar presente. Parece estar desconectada de lo que ocurre con su cuerpo, su conciencia del momento presente está en otra parte. La persona puede parecer distante y desenfocada, o incluso puede estar mirando por la ventana o hacia abajo y a la izquierda (evocando un recuerdo). Las neuronas empáticas del instinto de la doula están transmitiendo el mensaje de que la clienta ya no está contigo en la sala; se ha ido a otra parte.

Para algunas personas, la disociación es una forma eficaz de afrontar la situación. Asegúrate de dar a tu clienta la opción de volver al momento presente y apóyale en su elección. «Noto que no pareces estar presente con nosotros en este momento. ¿Quieres que te ayude a estar aquí con nosotros o estás en un lugar seguro en tu mente?». Si tu clienta está segura, déjala estar. Si la familia está presente, es quien mejor conoce a la persona que está dando a luz y puede ser más capaz de apoyarla.

Otra situación preocupante es cuando el comportamiento de la parturienta o puérpera parece totalmente desproporcionado respecto a lo que lo precipitó. En otras palabras, su forma de actuar parece más dramática o exagerada y está desconectada de aquello a lo que responde. Esta reacción exagerada puede significar que les han recordado algo horrible que ocurrió en el pasado. Responden a esa experiencia más que a lo que está ocurriendo en ese momento.

En ambos casos, las acciones más eficaces son las mismas para una clienta que desea volver al momento presente. Llévala de vuelta a la habitación contigo, permitiendo que la clienta marque el ritmo y anclándola en sus sentidos. Por lo general, esto funciona mejor cuando la doula insiste en voz baja y con gentileza, en lugar de utilizar un tono de voz alto o dar órdenes.

- Utiliza el nombre de tu clienta, utiliza la fecha de hoy, o mejor aún, pregúntale qué día y qué año es.

- Haz que te mire, que tu clienta te diga qué está pasando hoy y dónde está.

- Haz que se fije en los objetos de la habitación, incitándole con los positivos (flores, libro del bebé, etc.).

- Si te lo permite, tócala de la forma que prefiera (tú las conocerás) en un lugar seguro de su cuerpo (esto variará). Si no estás segura, pregunta. «¿Puedo poner la mano en tu rodilla, brazo, mano?».

- En lugar de ordenarle que haga algo, invítala a hacerlo. Deja que la clienta elija: *esto es muy importante*. «Si puedes, permítete traer tu atención al día de HOY plenamente». «Cuando estés preparada, permítete explorar sintiéndote segura aquí en la habitación con nosotros, dejando que tu cuerpo dé a luz/lactancia/nutrición a tu bebé».

- Cuando parezca que tu clienta está casi de vuelta en el momento presente, pregúntale algo como: «¿Cómo puedo ayudarte a sentirte más segura ahora mismo? Aunque parezca una tontería, dímelo. Nuestro cerebro a veces tiene sabiduría que al principio no tiene sentido».

- Cúmplelo lo mejor que puedas, con una cobija extra, flores rosas de la tienda de regalos o encontrando la canción adecuada en la lista de reproducción.

Estas situaciones pueden parecer aterradoras para las doulas más principiantes, pero podemos utilizar las mismas habilidades con nuestros amigos y familiares que han sufrido un trauma y algo desencadena una reacción. A veces ni siquiera son conscientes de que ha ocurrido y nuestros comentarios son lo que les ayuda a darse cuenta de que ya no están en el momento presente. Para mí, dado que tantas personas han experimentado una violación personal, se trata de habilidades vitales que todos necesitamos para acompañarnos en el viaje. No se trata de estrategias complicadas. Se trata de ser una persona segura y digna de confianza y de permitir que la persona que está dando a luz o en el posparto viva su propia experiencia en una atmósfera de apoyo.

Algunas doulas tienen amplios conocimientos, títulos o formación en orientación. Disponen de estrategias adicionales a las que he mencionado aquí. El libro *When Survivors Give Birth*, de Phyllis Klaus y Penny Simkin, es un recurso excelente. También hay facilitadores que ofrecen talleres integrales de dos y tres días para profesionales del parto que deseen centrarse en este tema en sus prácticas.

[1] http://www.oneinfourusa.org/statistics.php

[2] https://1in6.org/the-1-in-6-statistic/

[3] http://centerforfamilyjustice.org/community-education/
statistics/

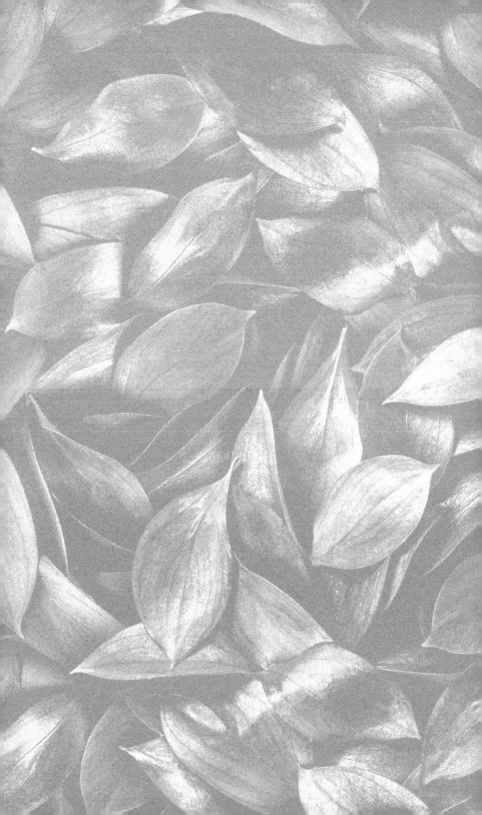

Profesionales
Médicos

Doulas: Por qué deben ser las primeras en ser amables

Una doula se quejaba en Facebook en respuesta a una de mis publicaciones sobre cómo llevarse bien con las enfermeras. *«¿Por qué tengo que ser yo la que haga el esfuerzo? Ojalá alguna enfermera intentara llevarse bien conmigo primero».* Según las doulas de mi estudio, he aquí por qué le corresponde a la doula de parto profesional:

- Eres una invitada en su casa.

- Dar el primer paso marca la pauta de toda comunicación e interacción posterior. ¿Por qué no aprovechar esta oportunidad en tu beneficio?

- Solo tienes una oportunidad de causar una primera impresión y se necesita el triple de experiencia contigo para hacer cambiar de opinión a alguien. Haz que esos primeros minutos cuenten.

- Eres embajadora de todas las doulas de parto. Tus acciones se reflejan en todas nosotras.

- Las habilidades sociales y la inteligencia emocional son una parte importante del éxito de una doula.

- "Anfitriona" está implícito en la descripción de nuestro trabajo.

- Los hospitales están preparados para la producción en masa de una serie de pacientes que se mueven por el sistema. Cuando pides a la enfermera que cambie lo que suele hacer para personalizar la atención a tu clienta (aunque se base en pruebas), puede recibir críticas de otras enfermeras o médicos por hacerlo. Por tanto, tienes que estar agradecida cuando oigas un «sí» y aceptar el «no» con amabilidad. (Esto no significa que tus clientas dejen de intentarlo, sino que eres educada).

- Puede que la última doula no se haya comportado de forma óptima.

- Por muy desafortunado que esto sea, una clienta puede ser tratada negativamente por la enfermera o el proveedor de atención médica debido a que su doula se comportó mal. Creo que todos estamos de acuerdo en que es inaceptable estresar a alguien en su parto por nuestro comportamiento.

- Cuando haces un esfuerzo, especialmente uno grande, la «norma de reciprocidad» establece que la enfermera querrá naturalmente mantener las cosas en equilibrio. Así que recibes lo que das.

Las doulas y el consentimiento informado

Una de nuestras funciones principales es capacitar a la madre y a su pareja para que hagan preguntas. Muchas de nosotras pensamos que un codazo del tipo: «¿Tienes alguna pregunta sobre eso?» debería hacer que nuestras clientas obtuvieran más información en la sala de partos. A menudo puedo decirles lo que necesitan saber, pero no considero que ese sea mi papel. Además, va en contra de uno de mis principales propósitos no declarados: aumentar la comunicación y la confianza entre la paciente y el proveedor de atención médica. Cuanto más ayude a que la información fluya del médico, la enfermera o la partera hacia mi clienta, más mejorará su relación. La persona en trabajo de parto y su pareja o familiar también pueden evaluar a su proveedor de atención médica y si sus enfoques coinciden. Si soy yo quien habla, esos importantes procesos no tienen lugar. Yo sé lo que sé, así que puedo saber si están recibiendo la información que necesitan.

¿Y si la persona que está dando a luz y su familia no están recibiendo la información que necesitan? ¿Y si falta una pieza importante? Entonces pregunto. Según la situación, lo mejor puede ser un enfoque directo o indirecto.

Enfoque directo: «¿Es el momento oportuno para este procedimiento? ¿Otros médicos de este hospital me lo habían mencionado antes?». Te recomiendo que nunca menciones que has leído algo en alguna parte, ya que podría interpretarse que estás tratando de engañar al proveedor de atención: ¡mal hecho! Pero decir que lo has oído de otro proveedor con el mismo estatus o que lo has observado en otro hospital funciona mejor. El enfoque directo funciona mejor cuando actúas *sinceramente con curiosidad*. Tienes que estar realmente presente con el pensamiento: «¿Por qué se recomienda así?».

Si tienes otra agenda o emoción predominante, especialmente negativa, es probable que tu comportamiento subliminal lo revele y se interprete negativamente, a menudo a nivel inconsciente. Además, ten en cuenta que tu clienta también recibe de tu pregunta el mensaje de que existen distintos enfoques, lo que puede no interesarle al médico.

El enfoque indirecto también puede denominarse como el enfoque «Doula tonta». «¿No hay algún problema... eh... por el momento, pues, con este procedimiento?». Estás haciendo una pregunta capciosa con voz no amenazadora. Esta estrategia está diseñada para solicitar información a la enfermera, al médico o a la partera sin cuestionar su autoridad. Para ser sincera, yo utilizo este enfoque la mayoría de las veces. Ha sido el más eficaz para satisfacer las necesidades de mis clientas a lo largo de los años. Ahora bien, el enfoque de la Doula tonta no está exento de polémica. Desde luego, no contribuye a nuestra reputación profesional ni a nuestro atractivo. «Puede que esas doulas sepan frotar una espalda, pero uno pensaría que ya habrían aprendido cosas más técnicas». Además, algunas doulas pueden pensar que es manipulador, que no estamos siendo auténticas. Para mí, elaborar estrategias de comunicación para maximizar la eficacia es lo que hago en toda mi vida: con mi familia, con mis estudiantes y en situaciones de tutoría.

Algunos médicos y parteras están encantados de responder a las preguntas hasta que sus pacientes se sienten cómodos con el tratamiento recomendado o se ha tomado otra decisión. Otros parecen considerar que hacer preguntas equivale a desafiar su autoridad. Pueden parecer bruscos o molestos. A menudo se trata de un choque de filosofías médicas. La mayoría de las personas que tienen una doula quieren ser tratadas como individuos y tomar decisiones de forma cooperativa con el médico o la partera (que probablemente sea una desconocida). Un proveedor de atención médica puede verse a sí mismo como la autoridad informada cuyo papel es tomar decisiones médicas. Además, tendrá que responder no solo ante el paciente, sino también ante sus colegas, los administradores del hospital, su compañía de seguros de responsabilidad civil y quizá un juez y un jurado. Así que hacer lo que su cliente quiere, en lugar de su práctica habitual, puede ser una propuesta cargada para un médico o una partera.

Dicho esto, el hecho de que las doulas inciten a sus clientas a hacer preguntas y recibir respuestas ayuda realmente al proceso de consentimiento informado. Cuando las madres y sus parejas reciben una información más completa sobre los procedimientos y la intervención, esto ayuda realmente al proveedor de atención médica si se cuestiona una acción. ¿Por qué? Porque el médico Y la enfermera deben registrar por separado cada conversación con el paciente[1]. Cuantas más conversaciones se registren, mejor será para el médico si se revisa el historial por motivos legales[2]. Los obstetras que han sido demandados afirman que, en retrospectiva, «habrían pasado más tiempo con la paciente y la familia» y/o «habrían sido más cuidadosos en la forma de expresar las cosas» y habrían «documentado mejor los historiales»[3]. Estas son áreas en las que las habilidades de facilitación de la comunicación de la doula tienen el potencial de ayudar tanto al paciente como al médico a recibir y proporcionar la mejor atención médica posible. Ya sabemos que una

1 Conferencia de la Asociación de Cuidados Perinatales de Wisconsin, 2016, Document Like You'll Appear In Court, Hope You Never Will por Jennifer Hennessy, JD, Quarles y Brady

2 ibidem

3 Informe sobre negligencias de Medscape de 2017: Why Ob/ Gyns Get Sued por Carol Peckham https://www.medscape.com/ slideshow/2017-obgyn-malpractice-report-6009316#20

toma de decisiones garantizada y una información más completa por parte de los médicos conducen a una mayor satisfacción de los pacientes, y las personas satisfechas tienen menos probabilidades de emprender una acción legal.

Cuando las doulas ayudan a sus clientes a obtener más información, el resultado es beneficioso para los médicos y sus pacientes. Cuanto más sepa una parturienta antes de que se realice una intervención, más satisfecha podrá estar después, tanto inmediatamente como semanas y meses después. Ojalá más médicos y enfermeras entendieran esto.

¡Llegaron las doulas! ¿Qué significa esto para las enfermeras?

E stimada enfermera,

Cuando las doulas se trasladan a una nueva zona, las enfermeras suelen mostrarse escépticas y vacilantes a la hora de trabajar con ellas. Se trata de una reacción normal al cambio, sobre todo cuando no estás segura de cómo te va a afectar a ti y a cómo haces tu trabajo. Aquí tienes una lista escrita por una experimentada formadora de doulas que puede serte útil:

1. Las doulas profesionales quieren trabajar *contigo* para ayudar a que se satisfagan las necesidades de la parturienta. Te ven como una aliada importante que tiene algunos de los mismos objetivos y prioridades.

2. El objetivo de la doula es recordarle a su clienta que les diga a ti y al médico o a la partera lo que es más importante para ella sobre su parto. Puede que hayan enumerado sus preferencias en un plan de parto de una página o que solo las expresen verbalmente.

3. Las doulas profesionales no tienen ninguna agenda para el parto "natural". Todas las personas se benefician del apoyo de una doula, incluso las que planean tener una epidural o una cesárea. Ellas y su familia se benefician del cuidado adicional, los recordatorios de que pueden discutir opciones y las manos adicionales que puede proporcionar una doula profesional. Un parto con doula es un parto con apoyo.

4. Las doulas profesionales están familiarizadas con las pruebas de la investigación y las mejores prácticas para la salud materna y fetal. Muchas clientas de doulas también suelen estar familiarizadas con esta información, que es la razón por la que contratan a una doula. Por ello, las pacientes que tienen una doula pueden hacer más peticiones de las que haría una paciente menos informada. Algunas de estas peticiones pueden estar ya permitidas en los protocolos del hospital, aunque la cultura de la unidad obstétrica no suela promoverlas. Algunos ejemplos serían:

- No realizar amniotomía rutinaria

- Monitorización fetal intermitente

- Libertad para elegir posiciones de la segunda etapa fuera de la cama

- Posiciones de manos y rodillas, de rodillas y semisentada con la epidural

- Solicitar una pelota en forma de maní

- Retraso en el pinzamiento del cordón umbilical

- Cuerpo desnudo del bebé sobre el cuerpo desnudo de la persona que da a luz inmediatamente después del parto y no quitárselo durante 90 minutos o más (piel con piel)

- Retrasar los procedimientos rutinarios del recién nacido (pero no las evaluaciones de salud) durante 90 minutos o más

- Examen del recién nacido en el cuerpo de la persona que da a luz o en su cama

- Pesar y bañar al bebé en la habitación del paciente

5. Las pacientes que prefieren una relación de cooperación en la toma de decisiones con su proveedor de atención médica suelen contratar a una doula para que les recuerde que deben hacer preguntas sobre sus cuidados. Este estilo de interacción puede ser poco frecuente en algunos entornos obstétricos, pero es habitual en otros. En lugar de que su médico tome todas las decisiones, estas pacientes esperan que se les consulte y dan su consentimiento explícito para cada intervención. Con estas pacientes, la doula puede preguntar si la persona que va a dar a luz y su pareja tienen alguna duda sobre una intervención propuesta. La discusión subsiguiente sobre beneficios, riesgos y opciones puede verse como una interrupción o un retraso. Sin embargo, se ha demostrado que la implicación en la toma de decisiones aumenta la satisfacción de la paciente y del parto y disminuye la ansiedad, reduce la incidencia de la depresión posparto y previene el trastorno de estrés postraumático debido a un parto traumático. Se ha demostrado repetidamente en la literatura de enfermería que la implicación en la toma de decisiones es más importante que las complicaciones, la duración del parto o el lugar del parto para el bienestar materno a corto y largo plazo.[4] [5]

6. Para facilitar la participación en la toma de decisiones, una doula puede informar a la paciente sobre una intervención no anunciada que el médico está a punto de realizar. De este modo, la madre

---

4 Meyer, S. (2013). Control in Childbirth: a concept analysis and synthesis. *Journal of Advanced Nursing, 69*(1), 218-228.

5 Attanasio, L. B., McPherson, M. E., & Kozhimannil, K. B. (2014). Positive Childbirth Experiences in US Hospitals: A Mixed Methods Analysis. *Maternal and Child Health Journal, 18*(5), 1280-1290. doi:10.1007/s10995-013-1363-1

puede dar su consentimiento explícito o pedir aclaraciones. La enfermera o el médico pueden ver esto como una interrupción, pero es lo que una paciente acompañada por una doula espera que haga su doula.

7. A pesar de estas interrupciones en el flujo habitual de la atención, la doula de parto profesional es tu aliada. Conocen a la paciente y pueden ayudarte a conocerla más rápidamente. Observarán casi todas las contracciones y pueden mantenerte informada de cualquier preocupación que tenga la parturienta o de síntomas adversos que las personas tímidas puedan guardarse para sí mismas. Las doulas ayudan a las parturientas a mantener la concentración.

8. Con una tasa de epidurales del 60-80% en la mayoría de los hospitales, algunas enfermeras no ven muchos partos sin medicamentos. Las doulas han recibido formación sobre el parto fisiológico normal, tal como lo define el Colegio Estadounidense de Enfermeras Parteras (ACNM). Las parturientas sin analgésicos pueden ser más ruidosas y escuchar los impulsos de su cuerpo a moverse a medida que el parto se intensifica. Cuando las personas lo llevan bien, están tranquilas entre las contracciones. La doula les ayudará a continuar con su ritual de afrontamiento, que puede volverse más ruidoso e intenso a medida que avanza el parto.

Tres recomendaciones clínicas:

Cuando te presenten a la doula, pregúntale por su formación y experiencia. Las doulas profesionales suelen estar encantadas de hablarte de su organización y experiencia. Si no ha recibido formación, entonces esta persona es la amiga de la clienta que pretende ser su doula, pero su amiga no es una profesional, por lo que no se aplica ninguna de las descripciones de este ensayo. La amiga «doula» puede actuar de formas que un profesional no haría, como hablar en nombre de la persona que está de parto, tocarte a ti o al médico de forma inapropiada, discutir contigo, dar consejos médicos o decirle a la parturienta lo que tiene que hacer. Esto NO entra en el ámbito de actuación de una doula profesional. Si hace estas cosas y está capacitada, esta persona se considera una *doula deshonesta*, que se comporta fuera del círculo de la práctica profesional y arruina nuestra reputación. Esperamos que desaparezca incluso más que tú.

Las doulas novatas pueden cometer errores de principiante. Hay más doulas novatas que experimentadas. Esta es una profesión difícil y muchas doulas novatas y prometedoras descubren que no se adapta bien a su estilo de vida. Ten paciencia con la doula principiante y ayúdale a aprender a tratarte. Quiere hacer todo lo posible por llevarse bien contigo mientras ayuda a su clienta a tener el mejor parto posible. Puede que haga muchas preguntas sobre procedimientos y preferencias de proveedores hasta que se familiarice con tu centro.

El parto y el nacimiento están cambiando debido a la influencia de la doula, pero esto no es necesariamente algo malo. Las enfermeras están aprendiendo enfoques alternativos en el tratamiento no farmacológico del dolor y técnicas de posicionamiento para girar a los bebés mal posicionados. Están volviendo a aprender la satisfacción de la conexión emocional con un paciente que la doula ayuda a facilitar. Están viendo cómo se produce un parto fisiológico normal en su centro (aunque requiera la suspensión o el retraso de las intervenciones habituales), pero, sobre todo, gracias al trabajo conjunto de enfermeras y doulas, las personas y los bebés tienen resultados emocionalmente sanos, además de físicamente sanos.

Cómo no ser ESA DOULA en la mente de una enfermera

*E*SA *doula* es a la que las enfermeras ponen los ojos en blanco y no quieren ver en la sala de partos. Aquella de la que no están seguras, la que les hace preguntarse cómo puede influir negativamente en su paciente, la que creen que sobrepasa los límites y tiene en mente sus propios intereses, no los de la paciente. He realizado extensas entrevistas de investigación con doulas y enfermeras, he consultado a directores de unidades de enfermería y he actuado como doula mentora. Para mí, la gran mayoría de las veces estas preocupaciones surgen de malentendidos y falta de comunicación entre las doulas y las enfermeras.

Cuando llegamos al hospital, ¿cómo contrarrestamos las percepciones negativas que las enfermeras pueden tener sobre una doula? (Esto es mucho más difícil cuando el personal del hospital ha tenido experiencias con una doula deshonesta que se comporta de estas maneras de forma habitual. Eso puede requerir un enfoque más directo). De lo que estoy hablando aquí es de construir tu propia reputación como doula digna de confianza. Normalmente, no podemos hacer nada sobre el pasado, solo podemos empezar con el siguiente parto. A continuación encontrarás una lista de las mejores prácticas según doulas y enfermeras de parto experimentadas:

1. Sonríe. Sonríe cuando conozcas a alguien, sonríe cuando alguien entre a la habitación, sonríe cuando camines por el pasillo. Sé genuinamente tú, no finjas una sonrisa. El cerebro de una persona percibe una sonrisa como acogedora y automáticamente cambia su comportamiento para ser más receptivo hacia la persona que le

sonríe. Esto se hace inconscientemente. Así que cambiar tu comportamiento para que sea acogedor sonriendo auténticamente puede utilizar esta tendencia en tu beneficio.

2. Ajusta tu comportamiento no verbal para que sea acogedor y reconocer la presencia del proveedor de atención médica cuando entre a la habitación o se acerque al espacio personal de la parturienta. Asentir con la cabeza, un ligero movimiento de hombros o la orientación de tu cuerpo pueden indicar que eres consciente de su presencia. Puedes hacerlo sin apartar la atención de la persona que está de parto o esperar a que pase la contracción si es necesario.

3. Preséntate, habla un poco de ti y de lo que vas a hacer. «Hola, Jordan. Me llamo Amy, trabajo como doula desde hace 20 años de forma intermitente. Estoy aquí con Jamie y Shawn para ayudarles con las medidas de comodidad, recordarle que cambie de postura, que busque cosas y para recordarle a Shawn que hable contigo y con el Dr. X sobre lo más importante de su parto».

4. Si es necesario, explica lo que no haces. «No hago exámenes vaginales ni nada clínico. No hablo en nombre de Jamie y Shawn, solo les recuerdo cuándo es un buen momento para mencionar sus deseos y necesidades contigo o con el médico y la partera».

5. «Pregúntate con» e incluye a las enfermeras cuando estén presentes. «Me pregunto si podríamos intentar…». «Shawn parece cansada, ¿quizá un cambio de postura sería bueno? ¿Qué crees tú?» «¿Notas que las contracciones de Shawn disminuyen cuando su madre está en la habitación o solo soy yo?». Las enfermeras han estado en cientos de partos y pueden conocer estrategias de afrontamiento que a nosotras no se nos han ocurrido. Es una cortesía preguntar, recordando que la persona que está de parto es la que decide.

6. Siempre que puedas, incluye a la enfermera en el ritual de afrontamiento de la persona que está dando a luz. Cualquier conexión que puedas potenciar entre ellos es buena para su relación. También ayuda a la persona de parto a sentirse más segura y cuidada. A las enfermeras les gusta proporcionar medidas de comodidad, pero sus otras responsabilidades limitan su tiempo.

7. Reconoce el rango de la enfermera y su territorio. Si estás pensando en un gran cambio, como dar a luz en la bañera o caminar por la unidad, busca a la enfermera y pregúntale antes de hacerlo. Puedes plantearte preguntar de forma general una o dos horas antes de hacer el cambio. «Shawn quería probar hoy a dar a luz en la bañera. ¿Hay alguna razón por la que debamos consultarlo contigo antes de hacerlo?». Algunas enfermeras no necesitan esta comunicación, mientras que otras se sienten molestas cuando su paciente hace algo inesperado. ¡No hay nada como entrar en la habitación de un paciente y encontrarse con que no está! Si el médico llama y la enfermera no está informada, la enfermera parece menos competente.

8. Haz cosas sencillas que faciliten el trabajo de la enfermera. Recoge la ropa sucia, ofrécete a traer algo de beber cuando vayas a la cocina. Imagínate trabajando en el mismo equipo y estableciendo una relación. ¡Es lo que estás haciendo! Ambas forman parte del equipo de parto de esta madre, junto con los miembros de su familia.

9. Insta a la parturienta a que diga verbalmente lo que quiere a *cada enfermera y al proveedor de atención médica*. «Realmente quiero evitar la epidural» o «Quiero la epidural, pero Amy va a ayudarme a usar primero la bañera para ver si me gusta». «No me digas "puja, puja"». Acostumbra a la parturienta y a su pareja a hablar. Haz que intervengan pronto y a menudo.

10. Anima a tu clienta a hablar: «Shawn, ¿quieres contarle al residente qué piensas de los analgésicos?». Quizá sea mejor un enfoque más lento y suave: «Mmm, Shawn, me pregunto si quieres compartir lo que es importante para ti con la Dra. Y, ya que te va a proporcionar tus cuidados». Quieres que tu voz sea recordada como la de quien recuerda a la clienta, no la que dice las palabras por ella.

11. Si has hecho la indicación y tu clienta no dice nada, déjalo estar. Es *su parto* y si su visión no se está produciendo porque no dice nada, tienes que dejarlo estar. Una buena pauta general: «Asomaré el cuello hasta donde lo haga mi clienta, pero no iré más lejos».

12. Cuando haya que tomar una decisión médica, invita a la enfermera a quedarse en la habitación. «Como Jamie y Shawn tienen tiempo para discutir qué hacer a continuación, Jordan, ¿quieres quedarte por si tienen alguna pregunta?». Al invitar a la enfermera a quedarse, evitas que parezca que manipulas o influyes indebidamente en tus clientas para que adopten otros enfoques distintos del que se les recomienda inicialmente.

13. No des información médica. Ayuda a tu clienta a solicitar esa información al personal médico. Tú sabes lo que sabes para estar al tanto si están recibiendo la información que necesitan para tomar una buena decisión. No lo sabes para poder decírselo en voz alta a tu clienta. El papel de la doula es mejorar la conexión y la comunicación, no ser la fuente de información médica. Está bien hacer preguntas capciosas *solo si* tu clienta ha indicado que quiere más información, pero no parece que vaya a obtenerla. «¿No hay algún tipo de número o puntuación del cuello uterino que haya que considerar a la hora de romperle la bolsa? Creo que Nora y yo estuvimos hablando de eso hace un rato».

14. Sabes lo que sabes y no pretendas saber lo que no sabes. Si no estás familiarizada con los cambios de posición con la epidural, dilo. «Asistí a un taller en el que ponerme en posición de rodillas o con las manos y las rodillas con la epidural podía ayudar a evitar la posición posterior y la distocia del parto. No lo he hecho antes, pero a Shawn le gustaría probarlo si es posible. ¿Crees que *podríamos trabajar juntas* y ver si eso es bueno para Shawn y para el bebé?».

15. Date cuenta de que todos los presentes están proporcionando lo que consideran que es el mejor cuidado para la madre y el bebé. Casi todos los médicos, parteras y enfermeras están haciendo las mejores recomendaciones posibles basándose en sus conocimientos y experiencia, al tiempo que tienen en cuenta las preferencias de tu clienta. El médico misógino o que desprecia la importancia emocional del parto es poco común. No digo que no ocurra, pero hacer esa suposición sin tener *experiencia directa* en ello te perjudica a ti, a tus clientas y al personal médico con el que trabajas.

16. Repite conmigo: «No es tu parto, no es tu parto, no es tu parto». Tatúatelo en la memoria, bórdalo en el interior de tu bolsa de nacimiento. ¡No es tu parto! Nuestro papel es seguir las indicaciones de la persona que está dando a luz, aunque parezca que está haciendo lo contrario de lo que dijo que quería antes del parto. No tengas tu propia agenda para este parto o esta persona. Su parto es su experiencia vital. No les engañemos solo porque queramos que sea de otra manera. Nuestro trabajo es apoyar las decisiones que la persona está tomando ahora, incluso cuando no se defienda a sí misma o lo que dijo que quería antes.

17. Tu reputación te precede y las enfermeras hablarán de ti después de que te vayas (quizá incluso mientras estés allí). Asegúrate de que esa enfermera tiene cosas buenas que decir de ti, o al menos

nada específicamente malo. Puede que haga falta más de un parto para que circulen comentarios positivos sobre ti, pero vale la pena. Esperemos que tú también experimentes una mayor satisfacción en tus relaciones con el personal médico si sigues estas estrategias.

18. Las enfermeras tienen personalidades, luchas con los compañeros de trabajo, preocupaciones y familias que las esperan. En otras palabras, son personas íntegras. Muéstrales respeto y preocupación por sus necesidades. Un enfoque que funciona con la enfermera Jordan no funcionará con la enfermera Terry. Un factor importante de tu éxito como doula es tu capacidad para prestar atención a las señales de los demás y adaptar tu comportamiento para llevarte bien con ellos. Nuestro trabajo es complejo porque tenemos que hacerlo con nuestra clienta, su familia, sus cuidadores y los miembros del personal de enfermería, ¡¡¡simultáneamente!!!

Estas son estrategias de comunicación avanzadas que parecen engañosamente sencillas. Hace falta valor para cambiar incluso cuando comportarse de una forma que nos es natural no está obteniendo los resultados que deseamos. Todas ellas son formas de estar en un parto que las doulas más eficaces practican y que las enfermeras de partos dicen apreciar. Espero que te ayuden a encontrar una mayor satisfacción y armonía en este aspecto crítico de la labor de doula.

Cómo las doulas de parto profesionales son un beneficio para los médicos

U na de las áreas ignoradas en la investigación sobre doulas es su impacto en los médicos. Los estudios han demostrado que los médicos tienen sentimientos encontrados sobre la presencia de doulas de parto, siendo los obstetras más jóvenes *de ambos sexos* los que tienen las actitudes menos positivas (1). Al comentar sobre este estudio, Klein afirmó:

«Quizá lo más preocupante es que los obstetras del grupo más joven tenían menos predilección por los planes de parto, eran menos proclives a reconocer la importancia del papel de la mujer en su propia experiencia de parto y más propensos a considerar la cesárea como "una forma más de tener un bebé"». (2)

Klein también afirmó que existe diversidad entre las actitudes de los obstetras y los médicos de familia. Al menos un 20% tenían actitudes similares a las de las parteras y las doulas respecto al parto, sobre todo los médicos experimentados y de más edad. Aunque nuestras filosofías del parto puedan diferir, eso no significa que la presencia de una doula sea perjudicial para los médicos. En mi opinión, hay nueve beneficios que una doula profesional puede aportar a los médicos. Por orden de importancia, son fomentar el consentimiento informado, observar detalladamente la progresión del parto, ayudar al médico a conocer a la paciente, proporcionar cuidados continuos y aumentar así la satisfacción de la paciente con la experiencia del parto, menos intervenciones, mayor porcentaje de honorarios cobrados, rechazo informado, seguimiento precoz del parto y mitigar las situaciones socialmente incómodas.

Fomento del consentimiento informado. Cuando la doula anima a la paciente a preguntar a su médico sobre una intervención, un resultado común es una mayor información sobre riesgos, beneficios y alternativas. Esto permite a la paciente tomar una decisión más informada y dar su consentimiento explícito para la intervención, lo que beneficia al médico. No es ningún secreto que los proveedores de atención obstétrica son unos de los más propensos a ser demandados por mala praxis (3). Según una presentación en una conferencia de médicos a la que asistí en 2016, a cargo de un abogado especializado en mala praxis, siempre que pueda documentarse la discusión sobre un procedimiento es positivo para el médico. Refuerza la posición del médico en caso de demanda, aunque no pueda protegerle de que se produzca.

Sin embargo, esta discusión no siempre encaja sin problemas en el transcurso de un parto. Como explica Morton, la doula puede abrir una «brecha interaccional» entre la paciente y el médico (4). Esto ocurre cuando el médico se dispone a realizar un procedimiento para el que la parturienta no ha dado explícitamente su consentimiento. Como la doula ha sido formada para actuar y contratada por la clienta para hacerlo, informará a la madre de las acciones del médico antes de que se lleven a cabo. («Parece que el Dr. X se dispone a romper la bolsa de aguas. ¿Tienes antes alguna pregunta al respecto?»). Se interrumpe la actividad del médico y debe interactuar con la paciente sobre el procedimiento. Si la doula no estuviera allí, esta interacción probablemente habría proseguido sin interrupción ni discusión entre la paciente y el médico.

En ese momento, es posible que el médico no esté satisfecho con la doula ni con la interrupción de lo que él percibe como una buena atención. Es posible que el proveedor de atención médica perciba que no hay necesidad de discusión o consentimiento porque ya se ha dado al firmar el formulario de «consentimiento para el parto vaginal». Pero puede haber una diferencia entre lo que un médico percibe como consentimiento informado y lo que una paciente percibe como consentimiento informado. Cuando la doula conoce las preocupaciones de la paciente, puede facilitar la comunicación sobre temas en los que la paciente desea más información y participar en la toma de decisiones. Sin embargo, esta interacción puede resultar incómoda y resentida para los médicos, aunque en última instancia redunde en su beneficio.

Conocer a la paciente como individuo. La mayoría de las veces, en un hospital de gran actividad, el médico que la atiende no ha conocido nunca a la madre. Aunque se haya producido una consulta prenatal reciente, es muy probable que el médico haya visto a docenas de mujeres desde la última consulta de esta madre. Cuando está presente una doula, se insta a los profesionales médicos a que individualicen su atención a esta paciente. Las doulas lo hacemos de formas sutiles: animamos a las parturientas y a sus parejas a que digan lo que quieren a su enfermera, a que recuerden al médico sus prioridades y a que escriban un breve plan de parto para su historial hospitalario. Nuestra sola presencia es un gran recordatorio de que estos padres han pensado en su parto y han tomado medidas para que se satisfagan sus necesidades. Los datos sugieren que tanto las pacientes como los médicos pueden no estar preparados para estas conversaciones o no estar seguros de cómo proceder (1). En estos casos, la presencia de una doula puede ser valiosa para ambos.

Cuando los proveedores conocen a la madre, pueden modificar sus cuidados de forma que se ajusten a las prioridades de esta paciente, sin dejar de actuar en su zona de comodidad. La doula también puede explicar las preocupaciones del médico en un lenguaje familiar para la parturienta. Sin la doula, el médico tiene más dificultades para satisfacer las necesidades de la paciente y garantizar que su experiencia sea positiva. Una vez más, esto depende del estilo del médico. Los médicos a los que les gusta tratar a todos los pacientes de forma similar pueden sentirse irritados por las peticiones de individualizar la atención. Los médicos que dan prioridad a la conexión con sus pacientes reconocerán lo mucho más fácil que resulta cuando está presente una doula.

Aumento de la satisfacción de las pacientes. Tres de los factores más importantes que influyen en la satisfacción de la paciente durante el parto son la calidad de la relación cuidador-paciente, la participación en la toma de decisiones y la cantidad de apoyo de los cuidadores (5). Estos factores influyen más que la edad, el estatus socioeconómico, la etnia, la preparación al parto, el entorno físico del parto, el dolor percibido, la inmovilidad, las intervenciones médicas y la continuidad de los cuidados. Las pacientes que sienten mayores niveles de satisfacción tienen menos probabilidades de demandar (6). Varios estudios demuestran que el apoyo continuo de una doula capacitada ayuda a aumentar la satisfacción general con la experiencia del parto (7). Cuando la doula aumenta la comunicación con el médico, ayuda con el consentimiento informado para las intervenciones y proporciona un apoyo eficaz en el parto, aumenta la satisfacción de la madre con el parto. La intervención de la doula puede traducirse en una mayor satisfacción con el médico y, posiblemente, en menos demandas.

Observación de la progresión del parto. Sin duda, los médicos y las enfermeras ven más partos y nacimientos que una doula profesional. Sin embargo, la observación de esos partos es intermitente. Las doulas tenemos la oportunidad de estar con las mujeres durante todo el parto. Vemos la progresión del parto con mayor claridad y estamos en sintonía con los cambios sutiles en el comportamiento de la mujer y el patrón de contracciones. Cuando un médico pregunta a la doula sobre el trabajo de parto de la madre, la doula puede informar de los cambios detallados. Los médicos han informado de que, con mis observaciones y su experiencia, es posible hacer pronósticos más precisos. Los profesionales médicos pueden encontrar esto útil a la hora de tomar decisiones sobre hacer una cesárea a otra paciente, ir a la clínica o ver el recital de su hijo. A menudo, los médicos no se dan cuenta de que la doula es una fuente de información sobre la paciente que resulta beneficiosa para su toma de decisiones.

Menores tasas de intervención y resultados más saludables. La revisión más reciente de la Colaboración Cochrane de más de 15.000 madres en 22 estudios confirmó que las madres con doulas capacitadas tienen menos probabilidades de someterse a determinadas intervenciones (7). Así, las complicaciones que pueden surgir como consecuencia de su uso no se producen con tanta frecuencia. Por supuesto, el estilo de práctica del médico y las políticas del hospital son factores que influyen más que la presencia de la doula (7). Sin embargo, para la mayoría de las parturientas, cuantas menos intervenciones se utilicen, más saludables serán los resultados, tanto para la madre como para el niño.

Aumento de los beneficios con una tasa de reembolso estándar: Las madres que tienen doulas tienen menos probabilidades de utilizar métodos farmacológicos de alivio del dolor y reciben menos intervenciones (6). Cuando el médico recibe una tasa de reembolso preestablecida por un parto, puede haber más beneficio si se utilizan menos intervenciones (8,9). Lo mismo ocurre con los hospitales a los que se factura y reembolsa por separado de los honorarios del médico. Esto solo es un beneficio cuando los cargos no están desglosados o el reembolso máximo es superior al coste real.

Rechazo informado. Cuando las pacientes no cooperan, a veces se culpa a la doula de su comportamiento. Sin embargo, mis investigaciones demuestran que es más probable que las madres y los padres con actitudes defensivas contraten doulas (10). Las doulas no son lo bastante influyentes como para cambiar las preferencias de toda la vida sobre médicos u hospitales. (Esto también supone que las doulas profesionales están en contra del parto hospitalario, lo cual no es cierto). Esas pautas de comportamiento y creencias se establecen mucho antes de que comiencen los servicios de las doulas. El papel de la doula profesional es apoyar a la persona que da a luz en sus decisiones, aunque no sean las que desearía el médico o la partera. Si la doula adopta una postura neutral y no intenta convencer a la paciente para que se conforme, la doula puede ser vista como parte del problema.

El rechazo informado forma parte del consentimiento informado y es un derecho de todo paciente. Sin embargo, a veces parece que la paciente desconfía personalmente del médico o que sus acciones demuestran una falta de atención hacia su hijo. A menudo se producen malentendidos porque se trata de un acontecimiento emocionalmente cargado, tanto para la paciente como para el médico. A veces, la doula es muy hábil negociando la comunicación para que ambas partes se entiendan aunque no estén de acuerdo. Independientemente de cuándo se produzca, el rechazo informado es un riesgo tanto para el médico como para la paciente. Al médico se le pide que ejerza de un modo que no es el preferido y la paciente puede experimentar un descenso en los buenos sentimientos del médico hacia ella. La ventaja para el médico de contar con la presencia de una doula es que facilita la comunicación y se da cuenta de que hay una persona cercana a la paciente que puede comprender las legítimas preocupaciones del médico.

Observación temprana del parto y apoyo. Cuando la doula profesional está en casa con la parturienta, puede tranquilizarla. Las parturientas pueden optar por quedarse en casa hasta que se establezca el trabajo de parto activo, en lugar de llegar demasiado pronto según las normas hospitalarias. Con la nueva definición de parto activo que comienza a los 6 centímetros, observar el inicio del parto es aún más importante. Dado que las doulas no chequeamos el cuello uterino, nuestra capacidad de observación está más en sintonía con los signos conductuales del avance del parto. La doula experimentada puede ver signos evidentes de un parto inminente o de una emergencia que los familiares pueden pasar por alto. La doula puede recomendar llamar al centro de triaje para pedir consejo o a los servicios de urgencias cuando se requiera ayuda inminente. La hábil observación de la doula proporciona un nivel adicional de seguridad para la paciente que puede beneficiar al médico.

Mitigar las situaciones socialmente incómodas. A menudo se exige a los médicos que conozcan a varios pacientes en rápida sucesión. El parto incluye a menudo conocer e interactuar con la familia extensa. No todos los pacientes o proveedores son socialmente hábiles y algunas situaciones dificultan mucho que la gente se lleve bien. Aunque la doula, la enfermera, la partera y el médico son todos profesionales, las influencias de la estructura familiar, el idioma, la cultura, el agotamiento y la personalidad convergen para crear una serie de situaciones sociales difíciles e incómodas. Cuando la doula conoce a la familia y los deseos de la clienta, puede evitar o suavizar situaciones incómodas para el médico. La simple presentación adecuada de cada uno puede rebajar la tensión.

Las relaciones entre las doulas y los médicos pueden ser delicadas. La presencia de la doula indica el deseo de la paciente de participar en la toma de decisiones y recibir una atención individualizada. La doula es la única profesional del equipo del parto que no está en deuda con el médico o el hospital, sino con la paciente. Sin embargo, esta parte del papel de la doula –aumentar la comunicación, la comprensión y el respeto entre médico y paciente– es beneficiosa para el médico. Las doulas aumentan los índices de satisfacción de las pacientes de múltiples maneras, lo que también es un beneficio para los médicos. Cuando los médicos comprenden cómo les benefician las doulas profesionales y aprenden a utilizar su experiencia, pueden hacer que el parto sea menos estresante para todos.

1. Klein, M.C., Liston, R., Fraser, W.D., Baradaran, N., Hearps, S. J., Tonkinson, J., Kaczorowsky, J., Brant, R. (2011) Attitudes of the New Generation of Canadian Obstetricians: How do they differ from their predecessors? *Birth* 38:129-139.

2. Klein, M.C. (2011) Many women and providers are unprepared for an evidence- based, educated conversation about birth. *J Perinat Edu* 20:185-187.

3. Jena, A.B., Seabury, S., Lakdawalla, D., Chandra, A. (2011) Malpractice Risk According to Physician Specialty *New Engl J Me*d 629-636

4. Morton, C., Clift, E. (2014) *Birth Ambassadors: Doulas And The Re-emergence Of Woman-Supported Birth In America* Praeclarus Press 2014; 4:210

5. Hodnett, E.D. (2002) Pain and women's satisfaction with the experience of childbirth: a systematic review. *Am J Obstet Gynecol* 186:S160-72

6. Stelfox, H.T., Gandhi, T.K., Orav, E.J., Gustafson M.L. (2005) The relation of patient satisfaction with complaints against physicians and malpractice lawsuits. *Am J Med*, 118:126-133.

7. Hodnett, E.D., Gates, S., Hofmeyr, G.J. & Sakala, C. (2013) Continuous support for women during childbirth. *Cochrane Database of Syst Rev*

8. Chapple, W., Gilliland, A.L., Li, D., Shier, E., Wright, E. (2013) An economic model of the benefits of professional doula labor support in Wisconsin births. *WMJ* 112:58-64.

9. Kozhimannil, K.B., Hardeman, R. R., Attanasio, L. B., Blauer-Peterson, C., O'Brien, M. (2013) Doula care, birth outcomes, and costs among Medicaid beneficiaries. *Am J Public Health* 103:e1-9

10. Gilliland, A.L. (1998) Nurses, doulas, and childbirth educators: Working together for common goals. *J Perinat Edu* 7:18-24.

11. American College of Obstetricians and Gynecologists. (2014) Safe prevention of the primary cesarean delivery. Obstetric Care Consensus No. 1. *Obstet. Gynecol.* 123: 693-711.

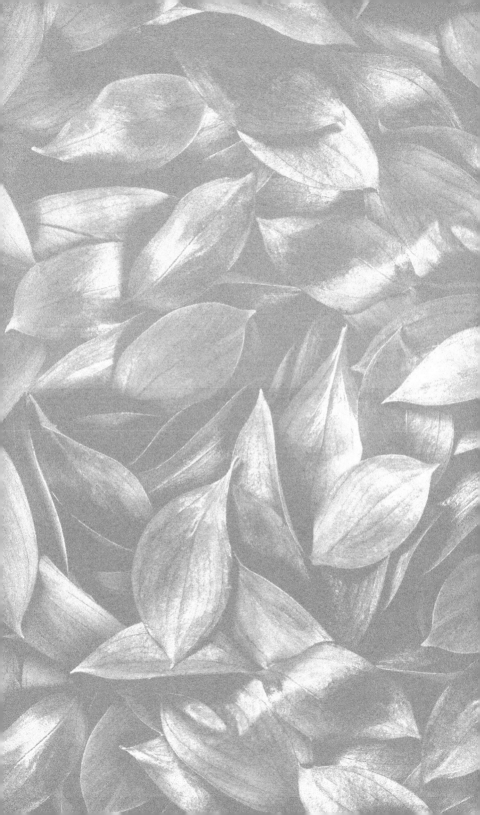

Relaciones Prenatales Poderosas

Relaciones prenatales poderosas

L o que la mayoría de las doulas desean es guiar a sus clientas para que tengan experiencias vitales memorables que contribuyan a una crianza positiva. Queremos que nuestras clientas se sientan capacitadas y tratadas con respeto; que conozcan sus opciones y elijan sabiamente; que sientan que nuestros sacrificios personales han valido la pena por la diferencia que hemos marcado en la vida de esa familia. Las consultas prenatales son el vehículo para llegar a ese lugar, pero la mayoría de nosotras no sabemos cómo crear conscientemente una relación profesional y de apoyo. Sabemos que no es lo mismo que otras relaciones médicas: hay más intimidad personal y menos diferencia de poder que con los proveedores de atención médica o los orientadores de salud mental.

Esta guía se basa en mi investigación con más de cuarenta doulas y treinta padres, así como en mis propias experiencias como doula experta y formadora de doulas. Te guiaré a través de los matices más sutiles de la construcción de relaciones prenatales positivas e impactantes. La clave es convertirse en una persona de confianza y segura. Con esa base, puedes ayudar a otra persona a transformarse en una versión mejor de sí misma simplemente con el poder de tu presencia. Así es como se produce un cambio duradero.

Conviértete en una persona segura

Al principio de cualquier relación, la confianza se mezcla con la esperanza y la incertidumbre. Tu clienta quiere confiar en ti y te ofrece una oportunidad de oro para demostrar tu valía. Si lo haces mal, te costará el triple de esfuerzo conseguir otra. Sin embargo, en realidad no quieres que tus clientas confíen automáticamente en ti simplemente porque eres su doula. Nuestro objetivo es que confíen en sí mismas como personas que toman decisiones. Ya han decidido contratar tus servicios. Ahora buscarán pruebas de que ha sido una buena elección. Para demostrarlo:

1. Sé fiable. Sé puntual. Haz lo que dices que vas a hacer. No prometas lo que no puedas cumplir. Si no estás segura de que tu colega te pueda prestar un libro, no digas que puedes conseguirlo. Di que vas a preguntar.

2. Sé organizada. Conoce tu calendario. Asegúrate de que tus recursos están en tu bolso o tableta y fácilmente disponibles.

3. Sé profesional. Vístete modestamente para adaptarte a su cultura y clima; no quieres ser más sexy que la persona embarazada.

Hay algunas precauciones que tomar. Cada uno de estos pasos es fácil de definir, pero quizá no tan fácil de poner en práctica. Aunque puedo decirte que te organices o que no hagas falsas promesas, pueden ser retos que te cambien la vida. Recuerda que no es necesario que seas así en toda tu vida, solo en tu relación con las clientas. En segundo lugar, si eres doula intercultural, las normas sobre puntualidad y vestimenta pueden ser diferentes. Adáptate a las costumbres que conozcas y pregunta cómo ser más complaciente. Pregunta qué deberías saber para ayudarles mejor. Mi perspectiva es la de una persona blanca estadounidense, por lo que estas son las normas asociadas a la competencia en mi cultura, pero no necesariamente se trasladan a otros grupos sociales o étnicos. Escucha lo que tengo que decir teniendo esto en cuenta.

Crea un mapa de su mundo

Piensa que eres una exploradora en un territorio nuevo y siente auténtica curiosidad por lo que significa ser tu clienta. Me gusta hacer un dibujo de anillos concéntricos, como una diana. Los anillos exteriores son las influencias del mundo exterior: prácticas de parto en tu región, economía, valores de la cultura mayoritaria, etc. El siguiente círculo interior muestra las influencias de su comunidad: partos de amigas, valores de la familia extensa, pertenencia a grupos religiosos, educación médica, recursos perinatales, etc. El siguiente círculo contiene las personas y acontecimientos que les afectan directamente: disponibilidad de médico/partera, otros hijos, partos anteriores, otras personas de confianza, vivienda estable, problemas de transporte, seguridad laboral, etc. En el centro están la persona que da a luz y su(s) pareja(s) íntima(s), sus necesidades, personalidades y características individuales.

Cuanto mejor pueda comprender su mundo, más eficazmente podré ayudar a encontrar posibles soluciones a sus problemas. Puedo ayudar a los demás a relacionarse con la visión del mundo de mi clienta en un conflicto. Sé cómo empaquetar la información porque comprendo sus factores de estrés y perspectivas. No tienes por qué utilizar mi modelo, pero me parece que dibujarlo sobre el papel activa una parte creativa de mi cerebro. Se activan las neuronas de la empatía. Esforzarte en trazar un mapa de su mundo puede aumentar tu creatividad y la confianza en tu capacidad para resolver problemas.

4. Crea un mapa de su mundo. Serás más eficaz en el apoyo emocional, la localización de soluciones y la explicación de los misterios de los cuidados perinatales adaptados a sus necesidades individuales.

Parte de mi proceso de historia personal consiste en recopilar las historias de parto que las embarazadas tienen almacenadas en la cabeza. Algunas de esas historias las llevarán adonde quieran ir y otras las mantendrán estancadas. Estos recuerdos profundamente arraigados influyen en las creencias de nuestras clientas sobre su propio cuerpo y su capacidad para dar a luz. Cuando podemos ayudarlas a desempaquetar esas ideas, a menudo irracionales, y desecharlas, pierden su poder. A veces esta es la parte más constructiva de todas mis consultas prenatales: llegar al corazón de los miedos infantiles o las ansiedades adultas a partir de las experiencias de sus amigas. También es una estrategia para establecer una buena relación. «¿Con qué historias creciste sobre el parto?».

Importa menos lo que digas y más que explores esas historias en busca de sus significados ocultos y su relevancia para este embarazo y este parto. No dejes que se queden en el fondo sin examinar. A veces las parejas cargan con historias de parto aterradoras que alimentan sus ansiedades durante el parto. Cuando proceda, haz este mismo ejercicio con ellos. Tienen una gran influencia en el progreso del parto, y su nivel de confianza en el proceso del parto marca una diferencia decisiva.

5. Lleva un registro de las historias de parto influyentes que han formado las ideas de tu clienta sobre lo que significan el parto y el nacimiento, cómo serán y si son capaces. Cuando surjan durante el parto, tendrás un plan sobre cómo abordarlas.

Cuida tu relación con el paso del tiempo

El momento más potente de cualquier relación es su inicio. Se están familiarizando la una con la otra y, como doula, estableces los límites de la relación. Asegúrate de que tus clientas sepan qué tipos de comunicación funcionan mejor, cómo y cuándo ponerse en contacto contigo y con qué frecuencia. Suele bastar con escribir: «En los primeros meses suelo tener noticias de mis clientas cada dos semanas o después de una cita prenatal».

Las personas emocionalmente necesitadas o con múltiples problemas emocionales pueden empezar a llamarte o enviarte mensajes de texto más a menudo de lo que desearías. Pero no puedes poner un límite a la comunicación *después* de que ya hayan empezado a ponerse en contacto contigo todos los días. Si intentas esquivar "demasiados" mensajes o llamadas, puede afectar a su confianza en que estarás disponible cuando estén de parto. Si vas a prestar apoyo intercultural, asegúrate primero de comprender cuáles son sus expectativas respecto a ti. Esto es cierto incluso si eres una doula blanca que apoya a una familia de raza negra. A los blancos estadounidenses no se nos educa para pensar que tenemos una cultura propia o que las personas negras tienen una cultura diferente, pero así es. Así que pregunta cuáles son sus necesidades de apoyo, cómo quieren comunicarse y negocia lo que funcione para ambos. Una vez que sepan qué pueden esperar la una de la otra, la relación podrá crecer auténticamente.

6. Establece límites en tu relación con las clientas. Los límites no son negativos. Permiten que cada una sepa lo que se espera, de modo que puedas relajarte y construir una relación auténtica. Reducen el conflicto e invitan a la intimidad. Informa a tus clientes de las expectativas sobre pagos, número de visitas, programación y frecuencia con la que querrás saber de ellas. Algunas necesitarán que les animes a ponerse en contacto contigo más a menudo, mientras que otras necesitarán saber que no deben enviarte mensajes de texto todos los días.

A medida que pasen más tiempo juntas, puede resultar natural compartir historias personales y anécdotas sobre tu vida con tu clienta. Sin embargo, no se trata de una amistad mutua, sino de una persona que contrata un servicio contigo. Incluso una anécdota inocua podría llevar la conversación por rumbos inesperados. Sé deliberada: piensa con antelación qué quieres compartir y por qué. En general, mantén un tono desenfadado.

Lo difícil viene cuando tu clienta te hace una pregunta sobre ti y no sabes por qué. «Háblame de tus partos» es un ejemplo habitual. Primero tienes que evitar responder automáticamente como harías con un amigo.

A continuación, pregúntales por qué quiere saberlo. Quizá quiere acercarse a ti; quizá intenta averiguar si te has enfrentado a un dilema similar. La trampa es que las personas embarazadas pueden compararse contigo y luego juzgarse negativamente. Esto se evita fácilmente SI nos tomamos el tiempo de preguntar y comprender primero las necesidades de nuestro clienta. (Para saber más, lee *Por qué no compartir tu historia de parto*).

7. Comparte información personal solo cuando sea la mejor estrategia para satisfacer las necesidades de tu clienta, pero asegúrate primero de comprender cuál es esa necesidad.

Cree en ellas antes de que ellas crean en sí mismas

Como doulas, parte de nuestro papel consiste en inspirar. Tenemos que confiar en lo más profundo de nosotras mismas: que el parto funciona, que los cuerpos de las personas pueden hacer lo que están destinados a hacer y que las personas son capaces de tomar decisiones importantes sobre sus vidas y afrontar las consecuencias. Iris, una doula de Long Island, dijo: «Le digo a cada una de mis clientas, incluso a las que ya han tenido una cesárea, que espero que las cosas se desarrollen maravillosamente, exactamente como tienen que ser. Que se trata de un acontecimiento muy normal, muy natural, a menos que tu cuerpo nos diga lo contrario. Y es muy raro que los cuerpos hagan eso sin que intervengan otras cosas».

Una de las madres de mi estudio, Jessie, dijo que al principio de su embarazo dudaba de tener algún control sobre lo que ocurría. Después de la segunda consulta prenatal con su doula, las cosas cambiaron. Dijo que fue como si se encendiera un interruptor dentro de ella. «Como si ahora conociera mi embarazo, como si mi embarazo me dijera algo que el hospital no me dice, a pesar de sus buenas intenciones de que hay que hacer esto y aquello y lo otro. Si no me hicieran esas pruebas, probablemente confiaría en que el embarazo es bueno porque sé lo que pasa». Jessie aprendió a confiar en su cuerpo y relacionó directamente la confianza de su doula en ella con el desarrollo de su propia confianza en sí misma.

8. Confía en el parto. Confía en el cuerpo. La creencia se manifiesta en las pequeñas cosas que decimos y hacemos en cada interacción. «Creo que tomarás las mejores decisiones para ti misma». «Creo que eres capaz de saber qué es lo mejor para ti y para tu bebé». Aunque digamos esas cosas una o dos veces, lo que marca la diferencia es cómo actuamos el resto del tiempo.

Crea oportunidades de empoderamiento

Las doulas no empoderamos a nadie; creamos oportunidades para que las personas se empoderen a sí mismas. Interrumpimos el procedimiento preguntando: «¿Tienes alguna pregunta al respecto?». Enseñamos las siglas BRAND o BRAIN para la toma de decisiones. Nuestra presencia en la sala significa que es más probable que nuestras clientas se involucren con sus cuidadores, aunque no digamos ni hagamos nada. Nuestras clientas que no están acostumbradas a tener opciones en su atención médica o reciben Medicaid pueden necesitar más ayuda para hacer oír su voz que las que están en sistemas privados de pago. Amplifica sus voces repitiendo lo que dijeron que querían. Haz que las enfermeras participen en el parto de esta clienta y apoya esa conexión. Queremos que todo el mundo participe en la creación del mejor parto posible, tal y como lo define nuestra clienta. Como dijeron varias doulas de mi estudio, «los objetivos de la madre se convierten en mis objetivos».

¿Qué más contribuye al empoderamiento? Comprender el contexto del parto de tu clienta y reflejárselo. Para algunas personas, es lo que tienen que pasar para tener un bebé. Para otras, es un viaje de crecimiento personal y desarrollo espiritual. Para cada una de estas clientas, la forma en que hables del parto y el nacimiento será diferente, porque quieres que tu lenguaje y tus estrategias de apoyo se ajusten a su paradigma.

Por último, despeja los misterios del parto y el nacimiento siempre que puedas. Prevé lo que puedes esperar en el hospital, el abanico de opciones disponibles, las técnicas para afrontar las sensaciones y predice los posibles conflictos y sus estrategias de resolución.

9. Busca oportunidades para que se conozcan los deseos o preferencias de tu clienta. Sirve de modelo haciendo preguntas de forma que muestres a los demás cómo tu clienta prefiere ser tratada. Asegúrate de que las clientas hablen pronto y a menudo. Mejora la conexión entre las clientas y los cuidadores. Sé amable.

Está presente con el corazón y la cabeza

Muchas de las prácticas para ser una buena doula son también las que ponen a prueba nuestro espíritu. Paciencia, aceptación, permitir, estar presente solo en el momento, escuchar, confiar. Esto es lo que nuestras clientas necesitan de nosotras para florecer. Muchos de estos principios tienen que ver con lo que somos como personas, así como con nuestra forma de comportarnos. Tenemos que usar la cabeza y el corazón para comprender a nuestras clientas y sus elecciones.

Joseph Chilton Pearce, fundador del movimiento de psicología prenatal, me dijo una vez: «El corazón toma las decisiones, no la cabeza. Tienes que entenderlo cuando trabajes con padres». Así pues, incluso cuando proporcionas pruebas de alta calidad a las personas, puede que sigan tomando decisiones desconcertantes. Tu papel es confiar en que tomen sus propias decisiones, sobre todo cuando no sabes por qué. No necesitas comprender la verdad interior de otra persona para apoyarla. Solo necesitas creer que sabe lo que es mejor para ella. Eso puede ser más fácil cuando te das cuenta de que hay un principio mayor en juego.

Tanto si tus clientas lo ven así como si no, el período perinatal es transformador. Al final no eres la misma persona que cuando empezaste. Nuestro papel es recordar estas verdades más profundas mientras guiamos a las personas. Aunque cada persona tenga su propio viaje, el terreno es conocible. Nos resulta familiar. No da miedo. Ayudamos a las personas a desprenderse de lo que fue, incluso cuando no saben lo que vendrá después. Tendemos puentes porque confían en nosotros.

10. Facilita la transformación estando presente con tus clientas en tu corazón. Ayúdales a encontrar su propia verdad y visión. Sirve de guía a través del terreno del embarazo, parto, nacimiento y posparto. Normaliza su experiencia. Traduce los misteriosos comportamientos de las personas y los procedimientos de su centro de partos para que las clientas los comprendan.

Conócete a ti misma y tu propio valor

Ser doula es un trabajo del corazón. Al igual que los terapeutas o los orientadores, lo que hacemos requiere una conexión auténtica entre la doula y la clienta. Las vemos en su estado más crudo y vulnerable y no nos acobardamos. En lugar de eso, nos acercamos. No importa que hayamos empezado siendo desconocidas. Cocreamos esta relación de la nada para que pudiera funcionar en un momento de transición concreto y especial. Somos capaces de convertirnos en quien ellas necesiten que seamos. Luego permitimos que nuestra conexión se disipe hasta ser intermitente o inexistente en los meses y años posteriores al nacimiento.

Simultáneamente, en nuestra sociedad capitalista la gente nos da dinero por este servicio. Se espera de nosotras que seamos gente de negocios y pongamos un precio monetario a nuestros cuidados. Lo que eso significa es que la gente ha reconocido que nuestro servicio tiene valor y significado. Cuando se convierte en una mercancía, en algo que puede comprarse y venderse en el mercado, se considera valioso. La forma en que intercambiamos lo que tenemos por lo que queremos adquirir es con dinero o trueque. Eso es todo lo que es el dinero: un sistema de intercambio energético que utiliza un medio común. No se trata de tu valor personal como ser humano. Estás mercantilizando tus habilidades de atención y estas tienen un precio. Mereces que te paguen lo que vales. Si los demás no reconocen que tus habilidades tienen valor, es un problema de percepción. No entienden los problemas que resuelve tener una doula profesional.

11. El trabajo de la doula es una profesión única. Tratamos con lo intangible y lo inexplicable. Nos mantenemos en nuestra propia fuerza dejando que las cosas sean como son, sin intentar arreglarlas ni embellecerlas. Mantenemos una profunda intimidad durante una transición vulnerable en la vida de las personas. Luego nos alejamos, habiéndoles ayudado a encontrar fuerzas y capacidades que no sabían que poseían. Nuestros servicios son necesarios y valiosos. Cuando ratificamos esto como una verdad en nuestro interior, sabemos quiénes somos. Eso nos transforma a todos.

Mi perspectiva sobre las doulas es única. He hecho el trabajo, he formado a otras mil personas para que lo hagan y lo he investigado durante más de catorce años. Asistí a mi primer parto a los veinte años, antes de ser una adulta plenamente formada. A mi manera, ¡estoy inmersa en el mundo de las doulas! Habiendo tenido yo misma tantas relaciones prenatales, puedo afirmar que estos once principios se han ido perfeccionando con el tiempo. Funcionan. Es probable que algunos de ellos ya te resulten familiares. Deberían serlo si eres doula. Pero es cuando los pones todos juntos, tu trabajo interior sobre ti misma y tu enfoque hacia las clientas, cuando realmente podrás tener relaciones transformadoras poderosas que creen un cambio positivo duradero en sus vidas.

La mayoría de la gente asocia a las doulas con la superación del parto. Pero la experiencia de la doula puede ser mucho más: una guía experimentada para una larga transición vital que muchas de nosotras no estamos preparadas para hacer. Simplemente siendo dignas de confianza, cuidando dentro de unos límites, creyendo en nuestros clientes y apreciándolos profundamente, podemos ayudarles a transformarse en padres que creen en sí mismos y confían en sus instintos. Les dejamos con mucho más de lo que nunca creyeron posible. Nada de esto tiene que ver con apretones dobles de cadera, epidurales o resultados del parto. Todo empieza y acaba con quién es la doula por dentro. Ahí es donde tenemos más poder para ser transformadoras para cualquiera, especialmente para nosotras mismas.

Epílogo

C uando realicé originalmente este análisis de investigación, las ideas sobre la raza y las diferentes identidades que las doulas aportarían a la relación doula-clienta no eran lo primero que tenía en mente. Mi objetivo era destilar la sabiduría obtenida de las doulas de mi muestra. En 2017, empecé a entrevistar de nuevo a las doulas de parto. Tenía curiosidad por saber qué había cambiado, pero mi forma de escuchar también era diferente. En la cultura estadounidense, nuestra perspectiva del mundo ha cambiado. Ahora la raza forma parte de muchas de nuestras conversaciones; al menos, ahora forma parte de muchas de las mías. Desde 2014, cuando se conocieron los primeros informes sobre las disparidades raciales en los resultados de los nacimientos en mi comunidad, me propuse cambiar esas estadísticas. El mejor lugar para hacerlo era dentro de mí misma: al fin y al cabo, los blancos, incluyendo las mujeres blancas, crearon este problema. Me tomó unos dos años y muchos talleres sobre la raza antes de poder hablar de ella de forma competente. Pasaron otros dos años antes de que tuviera un sentido de mi propia identidad blanca y pudiera reconocer la blancura en los comportamientos de otras personas.

Al revisar este libro las últimas rondas, busqué información de mi cultura de blancura que no se reconoce como tal. Hay cosas importantes que hacen las doulas que son cosas de "seres humanos", como escuchar. No importa quién seas, que te escuchen profundamente es poderoso para todos. La gran mayoría de las soluciones de este libro son buenas prácticas para los seres humanos. Pero también hay sugerencias que se aplican mejor a personas más privilegiadas, como hablar directamente con un médico y hacerle preguntas sobre lo que está haciendo. Esto podría ser contraproducente para nuestras clientas, dependiendo de las circunstancias del parto y de la naturaleza individual del proveedor de atención médica.

Dependiendo de tu cultura y de las culturas y cosmovisiones de tus clientes y sus cuidadores, algunas sugerencias de este libro serán útiles y otras no. Tendrás que evaluar las sugerencias de este libro a la luz de lo que tus clientas consideren un comportamiento amable y respetuoso y adaptar tus acciones en consecuencia.

Ante todo, confío en mis lectores. La doula individual tendrá que darse cuenta de cuándo lo que se sugiere no funciona con su clientela, su cultura o la realidad de sus vidas. Aprendí hace mucho tiempo en las reuniones de apoyo a los padres a "tomar lo que te gusta y dejar el resto". Cualquier que lea esto tiene una sabiduría innata basada en su experiencia vital. Deja que este libro se mezcle con lo que sabes que es verdad y te impulse a ser quien puedes ser.